LA GUÉRISON

DE

L'ÉPILEPSIE.

IMPRIMÉ CHEZ PAUL RENOUARD,
rue de l'Hirondelle, n° 22.

LA GUÉRISON

DE

L'ÉPILEPSIE,

PAR UN NOUVEAU PROCÉDÉ, PUISSANT, EFFICACE, ET PEU COUTEUX;

APPUYÉE PAR DE NOMBREUX EXEMPLES, RAPPORTÉS

PAR J. F. MOST,

DOCTEUR EN MÉDECINE, CHIRURGIEN, ACCOUCHEUR ET OCULISTE A STADTHAGEN, DANS LA PRINCIPAUTÉ DE LIPPE-SCHAUMBURG,

AVEC DES NOTES DE L'AUTEUR, AJOUTÉES EN 1824.

TRADUIT DE L'ALLEMAND,

PAR CH. DE G.......

A PARIS,

CHEZ REY ET GRAVIER, LIBRAIRES,

QUAI DES AUGUSTINS, N° 55.

1825.

PRÉFACE

DU TRADUCTEUR.

En 1822, il parut en Allemagne un Ouvrage sur l'Épilepsie (die Heilung der Epilepsie durch ein neues, grosses, kræftiges und wohlfeiles Heilmittel, etc., etc. Von F. F. Most. Hannover, 1822). L'Auteur, après avoir particulièrement dirigé ses études et ses recherches vers la guérison de cette terrible maladie, pendant plusieurs années, développe dans cet Ouvrage des vues et des principes absolument nouveaux. Sa méthode a eu les résultats les plus heureux et les plus brillans; car jusqu'à présent, il a guéri dans l'espace de quatre années plus de cinquante Épileptiques, et il en a traité au-delà de cent. Les succès qu'il obtient journellement dans le traitement d'une maladie, contre laquelle l'art n'a encore trouvé aucun remède infaillible, le grand nombre de personnes auxquelles il a rendu la santé, le plus grand nombre encore, auquel il est à même de la rendre; voilà les motifs qui m'ont engagé à publier en France une traduction de cet excellent petit Ouvrage.

C'est avec timidité que j'offre au public une traduction, faite à la hâte, d'un Ouvrage qui traite de médecine, tandis que cette science m'est parfaitement étrangère. Cependant, si le vif desir d'être utile à mes semblables peut contribuer à me gagner l'indulgence du public, je crois pouvoir y compter, d'autant plus, que le respectable Auteur de cet intéressant Opuscule a bien voulu lui-même se charger de revoir ma traduction, lors d'un séjour que je me suis trouvé dans le cas de faire à Stadthagen, pendant l'été de 1824. J'ai visité l'établissement de M. le docteur Most, j'y ai vu tous les jours plus de vingt malades, et pendant les trois semaines que j'ai demeuré dans cette ville, j'en ai vu partir plusieurs entièrement guéris, qui bénissaient celui qui leur avait rendu la santé, bienfait inappréciable pour qui que ce soit, mais surtout pour l'Épileptique.

Si ma traduction tombe entre les mains de quelque personne affligée de l'Épilepsie, et si, après avoir entrepris le voyage de Stadthagen, elle y était radicalement guérie par les soins de M. le docteur Most, mon ambition sera parfaitement satisfaite, et j'y trouverai la plus douce récompense de mon petit travail.

En revoyant ma traduction, l'Auteur a bien voulu y ajouter dans plusieurs endroits des notes (1) motivées par ses expériences subséquentes, ce qui rend cette traduction plus complète que l'original même. D'autre part, j'ai omis un chapitre relatif à la fièvre scarlatine, que l'Auteur a placé à la fin de son Ouvrage.

Stadthagen, 1er *juillet* 1824.

(1) Toutes ces notes sont marquées G. M.

PRÉFACE

DE L'AUTEUR.

Le petit traité que j'offre aujourd'hui au public, doit être regardé comme le précurseur d'un ouvrage plus détaillé, sur l'Épilepsie, ainsi que l'annonce son titre. Cet opuscule n'est pas écrit seulement pour les médecins, mais encore pour ceux qui ne le sont pas. Je n'ignore aucunement que les ouvrages de médecine destinés pour un public mixte ont ordinairement l'inconvénient d'être ou trop concis, ou trop prolixes, pour le médecin, lorsqu'ils doivent en même temps être à la portée de celui qui ne l'est pas; mon but principal est cependant d'écrire pour l'un et pour l'autre.

Le médecin doit, à la vérité, connaître de préférence un puissant et nouveau remède contre une des maladies les plus opiniâtres. Mais, si ce remède, tel que le mien, ne peut être préparé dans la pharmacie, s'il consiste en plusieurs appareils et machines, si ce remède exige un procédé technique tout nouveau, appliqué au corps malade, il est bon, avant tout, que l'on sache qu'il en existe un quelque part.

Éloigné de toute espèce de mystère, et désapprouvant sincèrement ceux d'entre les médecins qui, à l'époque où nous vivons, en font profession, je m'empresserais dès à présent de développer la manière de procéder avec ma machine, selon ma méthode, si les raisons suivantes ne m'en eussent empêché :

1° Le remède ou moyen en question est encore dans l'enfance; plusieurs expériences doivent encore venir à son appui; sinon, une publicité prématurée pourrait lui faire tort; car c'est au temps seul à déterminer et à confirmer le mérite de toute découverte de ce genre. N'avons-nous pas déjà assez de ces moyens tant vantés, qui n'ont aucunement les qualités qu'ordinairement on leur attribue!

2° Le but principal de cet écrit est d'engager les épileptiques à se soumettre à ma nouvelle cure, afin que le nombre de mes observations et de mes expériences sur l'Épilepsie, puisse augmenter autant que possible. Je ne puis atteindre ce but que par la publicité, et, ainsi, le reproche d'avoir négligé *nonumque premetur in annum* ne pourra m'atteindre.

Il y va du bonheur des pauvres épileptiques; les délivrer de leur mal un an plus tôt, serait non-seulement un précieux avantage pour le reste de leur vie, mais aussi pour le médecin qui aurait la douce conviction d'avoir soulagé l'humanité souffrante.

3° Ceux qui ne sont pas médecins, qui, par conséquent, ne sont point versés dans la physiologie, la psychologie, la pathologie et la thérapeutique, pourraient facilement abuser de ce moyen. Nous savons combien souvent des soit-disant médecins ont produit des effets nuisibles par l'électricité, le galvanisme et le magnétisme animal, uniquement parce que, le plus souvent, ils ne connaissaient pas suffisamment les maladies contre lesquelles ils employaient ces puissans moyens.

Mais ne pourrais-je pas, dira-t-on, communiquer mon nouveau procédé aux gens de l'art? Ne se répandrait-il pas de cette manière, lorsque plusieurs médecins se trouveraient à même de l'appliquer à des épileptiques, et ne se serait-ce pas dès à présent rendre service à l'humanité? Tel serait assurément le cas, si mon remède était une médecine, ou une composition médicinale quelconque, du ressort de la pharmacie. Mais cela n'est pas. Ce remède exige un procédé technique qui, dans l'application, veut être modifié selon chaque cas individuel. Pour monter journellement ma machine, il faut connaître quelques manipulations qui peuvent beaucoup mieux s'expliquer en pratique, qu'être enseignées par écrit; la manière d'appliquer ma machine aux différentes parties du corps doit souvent être modifiée selon les circonstances; en résumé, ma manière de procéder n'est nullement simple; elle est au contraire des plus compliquées, et exige autant de zèle que de travail et de persévérance. Je me suis, à la vérité, formé quelques règles pratiques sur la manière de faire usage de ma machine; mais elles sont encore trop incomplètes pour pouvoir être appliquées indistinctement, attendu que je n'ai pas encore été à même de faire un nombre suffisant d'expériences. Si ces règles (et je ne peux encore les fixer, parce que je n'en connais les résultats que pour tel cas particulier, après avoir examiné le malade, et non pour l'Épilepsie généralement parlant), si, dis-je, ces règles ne sont pas encore fixes, je pourrais n'être pas compris, malgré les détails les plus minutieux, malgré les explications et les dessins les plus exacts; et, dans ce cas, ma machine, pour avoir été mal comprise et mal appliquée, pourrait tomber en discrédit. La circonstance seule, que certaine application intempestive de ma machine amène l'effet extraordinaire de produire l'accès épileptique, recommande déjà une grande précaution; une bagatelle peut en déplacer les pôles, une seule effusion de la force centripète peut frapper le malade dans une partie impropre ou mal à propos, et le terrible accès éclate; les épileptiques présens souffrent par sympathie, et, dans peu de temps, chacun d'eux a un accès. J'ai été deux fois spectateur de scènes pareilles ; la première fois, une canne, montée en fer, en était la cause ; l'autre, c'étaient les aiguilles à tricoter d'une de mes malades. On voit quelles petites causes peuvent souvent produire de grands effets.

4° Il n'est pas rare que l'Épilepsie provienne de causes morales, dans lequel cas un remède qui agit sur le moral devient nécessairement salutaire. Mais ici encore il est très difficile d'en déterminer la dose, ce qui doit être abandonné entièrement à la sagacité du médecin ; sous ce rapport, ma machine est encore infiniment précieuse, en ce qu'elle produit chez le malade l'espoir de la guérison ; sentiment qui absorbe en grande partie son attention.

5° Le voyage, le séjour dans cette ville, et plusieurs autres changemens dans la manière habituelle de vivre, peuvent produire l'effet le plus salutaire sur les malades. En s'abstenant du coït, en évitant toute occasion de se fâcher et toute espèce de mouvement trop violent de l'âme, la santé de l'épileptique doit déjà nécessairement s'améliorer. L'expérience prouve en effet que souvent le voyage pour des eaux quelconques, les agrémens attachés au séjour, les changemens d'air et d'habitudes, ont guéri, ou du moins diminué, l'intensité de certaines épilepsies, et non l'eau, ainsi que le prétendent ordinairement les médecins attachés aux bains minéraux. Aussitôt que mon expérience sur cette maladie se sera suffisamment accrue, ou que j'aurai traité pour le moins deux cents épileptiques, je publierai un ouvrage plus détaillé sur l'Épilepsie, dans lequel je rendrai un compte fidèle de tout ce qui concerne la manière d'appliquer mon remède, de monter ma machine, ainsi que de tout ce qui regarde le reste du traitement; peut-être serai-je assez heureux alors pour pouvoir réduire le tout à des principes simples et uniformes (1). Depuis quelques années, j'ai déjà, à la vérité, traité près de cinquante épi-

(1) L'auteur ayant maintenant traité au-delà de trois cents Epileptiques, et ce, avec le plus grand succès, publiera incessamment le premier volume de son ouvrage détaillé sur l'Epilepsie. Il portera le titre suivant :

« *Observations et Expériences sur la nature et la guérison* « *de l'Epilepsie*, (*) *contenant vingt-quatre cas de mala-* « *dies*, » dans lequel il communiquera ses nouvelles idées sur cette maladie, et la manière de la traiter. L'auteur a déjà en partie fait part de ces idées au public dans un ouvrage intitulé : *Sur les grands Moyens de guérison du Galvanisme*, suivi de quelques données sur son nouveau moyen de guérison de l'Epilepsie. Lunebourg, 1823. (**) G. M.

(*) Beobachtungen und Erfahrungen über das Wesen und die Heilung der Epilepsie.

(**) Ueber die grossen Heilkræfte des Galvanismus, nebst einigen neuen Bestimmungen über mein neues Heilmittel der Epilepsie. Lüneburg, 1823.

leptiques, dont je ne citerai qu'une vingtaine dans cet écrit, afin de ne pas trop l'étendre; parmi les autres cas, il s'en trouve qui sont beancoup plus intéressans sous le rapport de l'histoire naturelle et de la nosologie, que sous celui de la thérapeutique, ce qui n'offre aucun intérêt général. En traitant quelques-uns de mes malades, j'ai dû malheureusement faire l'expérience que, guidés par un jugement précipité que la malveillance s'est plu à porter sur mon nouveau procédé, ils se sont retirés sans en attendre les résultats; d'autres ne revinrent plus, parce qu'ils craignaient de voir augmenter leur accès, vu qu'ordinairement, après quelques applications de ma machine, elle provoque un accès, circonstance que celui qui n'est pas médecin regardera difficilement comme un signe d'amélioration, quoique la chose soit indubitable. Avant d'avoir inventé ma machine, j'ai traité plusieurs de mes malades par d'autres moyens; la relation de ces traitemens n'appartient donc pas ici. Elles ne seront cependant pas dénuées d'intérêt pour le médecin, et c'est pourquoi je me propose d'en parler dans le traité que je publierai dans la suite.

Avant de terminer, ajoutons encore quelques mots sur mon nouveau moyen de guérir l'Épilepsie, pour MM. mes collègues. C'est une machine qui réunit un composé de forces électriques, galvaniques et magnétiques, qui s'en développent.

Aucun médecin n'ignore que ces moyens sont très efficaces contre l'épilepsie; cependant la plus petite partie de mes collègues les emploie, parce que les procédés indispensables pour les appliquer sont longs et difficiles, tandis qu'il n'y a rien de plus aisé que de tracer une ordonnance médicinale. J'ai lu avec plaisir le nouvel ouvrage de *Von Halem : l'Ile de Nordernay,* et *son bain de mer dans son état actuel*, Hannovre, 1822, où cet habile médecin dit que le bain de mer est surtout très bienfaisant pour les épileptiques. Von Halem dit, page 110 : « l'action de ce bain est surtout remarquable dans l'Épilepsie, une des plus terribles affections nerveuses. Cette maladie qui consiste certainement dans le plus haut degré d'affection des nerfs, et qui, de plus, est une des maladies les plus incurables, trouve de préférence les moyens de guérison dans les bains de mer; il est remarquable que sous ce rapport ils ont beaucoup plus d'effet que l'eau de Pyrmont, qui, du reste, est beaucoup plus forte. » Je dois encore faire mention de la *chorea*, et de tous les mouvemens involontaires des muscles, mal très fréquent parmi les jeunes gens durant l'époque du développement de la puberté, parce qu'on l'a vu guérir le plus fréquemment dans un bain de mer. Mais je ne m'explique pas ses qualités salutaires comme effet des substances salées de l'eau; mais, comme suite des grandes effluences électriques et magnétiques, dans la mer du Nord. » Von Halem appelle l'attention de l'observateur sur cette effluence qui se manifeste par le brillant de la mer, ainsi que l'a si bien démontré Humboldt, et à laquelle les parties salées de l'eau doivent peut-être leur qualité. Je suis persuadé que le sel dont l'eau est imprégnée n'a qu'une part conditionnelle à ses qualités salutaires, particulièrement dans l'épilepsie, la catalepsie, l'hystérie, et quelques autres maux qu'on range parmi les maladies nerveuses; il me paraît hors de doute que c'est le séjour sur la côte, l'air de la mer, ses effets électriques et magnétiques, enfin quelques autres impressions physiques qui, dans ces cas, produisent les principales révolutions salutaires.

On connaît les grands effets de l'électricité dans l'Epilepsie; les expériences qu'a faites le docteur *Ledru* sont surtout dignes d'attention. Elles sont consignées dans son ouvrage intitulé : *Rapport de MM. Cosnier, Malouet, Darcet, Philippe, Lepreux, Dessessart et Paulet, sur les avantages reconnus, d'administrer l'électricité, dans les maladies nerveuses, particulièrement dans l'Epilepsie et Catalepsie. Paris*, 1783. *Octobre.* Il résulte des expériences des médecins ci-dessus nommés: 1° Que l'électricité administrée aux épileptiques, si on les mettait dans un bain électrique, et si on en tirait des étincelles, ne nuisait jamais; qu'au contraire elle ranimait les forces et surtout celles de la digestion. 2° Qu'elle favorisait toutes les sécrétions et excrétions, particulièrement la Menstruation. 3° Qu'au commencement de l'application, les accès devenaient plus fréquens, mais qu'ensuite ils devenaient plus rares, puis, disparaissaient entièrement. 4° Que l'électricité administrée pendant l'accès, en diminuait la force et la durée. 5° Qu'elle irrite et augmente le libre mouvement des nerfs. Mais d'après d'autres médecins, tels que Quarin, Manduit, Lovet, Linnée, les effets de l'électricité sont moindres, et il n'en résulterait point de guérison radicale. Comme moyen préparatoire, elle est cependant très utile, parce qu'elle change le type des accès, et que dans toute maladie qui se manifeste périodiquement, on a déjà beaucoup gagné, lorsqu'on est parvenu à transformer les accès réguliers en accès irréguliers. L'opiniâtreté de l'Epilepsie et de la Catalepsie s'explique par la force de l'habitude. La faculté de l'homme, de pouvoir s'habituer à tout, est ce qu'il y a de meilleur et de plus funeste dans la nature humaine. C'est au moyen de cette faculté que la fortune compense, en quelque sorte ses injustices, en ce que, comme l'homme heureux s'habitue à son bonheur, le malheureux se fait également à son infortune. Quelque chose de semblable a lieu dans le corps humain, qu'il soit sain ou malade. L'habitude repose sur cette loi des forces vitales, que c'est en raison du degré d'irritation de nos organes et de l'activité qui en résulte, que ceux-ci deviennent plus ou moins sensibles à cette irritation, et plus ou moins susceptibles de cette activité, ou bien, qu'ils deviennent absolument insensibles ou incapables de toute action, vû qu'à la suite de chaque irritation des organes et de l'activité qui en est la suite, ces mêmes organes subissent de manière ou d'autre une modification quelconque. On sait que d'infâmes imposteurs, qui feignent de souffrir de l'Epilepsie, afin d'émouvoir la pitié des passans, finissent par en être atteints effectivement. Cette circonstance seule démontre l'attention qu'on doit donner à la force de l'habitude, dans la cure de l'Epilepsie. Il est, en effet, de la plus grande importance que la nature de l'épileptique reçoive une impulsion différente; ce à quoi l'électricité contribue souvent. Le galvanisme aussi, a été quelquefois très salutaire dans l'épilepsie. Voyez *Whittam*, Medical et Physiscal journal, vol. 14, p. 527. — *Walter*. Ueber die therapeutische Indication des Galvanismus, chap. VI. — *Greiner*, Annalen der Heilkunst, tebr. 1811, s. 131. —*Voigt*, Magazin für den neuesten Zustand der Naturkunde, bd. v. r. 383. — *Marcus*, Magazin für Therapie und Klinik, bd. i. r. 349, 353, 355. . . . , . . .

. . . .

Bischof, dans le journal de Médecine-Pratique, tom. 30, sect. 2, pag. 126, 128. Cependant plusieurs expériences lui ont été contraires. Je crois, néanmoins, que si les médecins avaient toujours scrupuleusement examiné l'état du malade, que s'ils avaient été plus attentifs aux différens effets que produit l'administration de ce moyen, que s'ils n'avaient pas quelquefois manqué dans son application, s'ils s'étaient bien assurés de l'absence de toute espèce de défauts organiques, (contre lesquels le galvanisme, sans doute, ne peut rien), et que s'ils avaient modifié l'application de ce remède, eu égard au temps, aux lieux et à l'atmosphère, je crois, dis-je, je suis même sûr, que nous aurions beaucoup moins de résultats si contradictoires à ce sujet. C'est à tort que les médecins d'aujourd'hui négligent, jusqu'à un certain point, le galvanisme comme moyen curatif.

Ma principale idée, en m'occupant du traitement de l'Epilepsie, était de réunir les deux forces électrique et galvanique, afin de faire agir la première sur toute la masse animale du corps, et la seconde sur quelques parties de nerfs. Cela me réussit enfin, après beaucoup d'expériences infructueuses, sans que, cependant, l'effet qui devait en résulter, répondît entièrement à mon attente. Je me décidai alors, à joindre à ces deux forces, celle du magnétisme minéral. (Je fus porté à essayer cette opération après avoir eu connaissance de l'importante découverte de l'Electro-magnétisme, par le savant docteur Verstadt.) Les effets de ce *triportentum*, ou de ces trois forces réunies, se trouvèrent être très puissans, et différaient essentiellement de ceux de chacune de ces trois forces, prises séparément. L'Electro-magnétisme joue un très grand rôle dans la nature non-organique, ainsi que dans la nature organique. Ses pôles, ainsi que ceux de l'électricité, × E — E et ceux du galvinisme G — G, produisent sur le corps humain les effets les plus opposés, ainsi, un des pôles de ma machine produit un effet nuisible, (momentané cependant) sur les épileptiques. Du reste, + E s'allie le plus facilement avec — G et × G avec — E; × M et × M semble, en quelque sorte, être le chaînon de communication entre ces deux forces, du moins est-ce le cas dans ma machine. Pour l'appliquer, il n'est pas nécessaire d'isoler le malade, quoique ce soit une condition indispensable, quant à de certaines parties de ma machine.

STADTHAGEN, dans la principauté de Lippe-Schaumburg, vers la fin de Juillet 1822.

L'AUTEUR.

CONTENU.

INTRODUCTION.

De temps immémorial jusqu'à nos jours, l'Épilepsie a toujours été, dans la plupart des cas, une des maladies les plus terribles et des plus incurables qui ait affligé le genre humain. Les dénominations *de malheur*, *haut-mal*, *mauvais génie*, etc., annoncent la gravité du mal ainsi que la difficulté de le guérir. Le fond en est quelquefois très caché ; la cause de la maladie se trouve souvent dans une liaison intime entre la constitution physique du malade et son moral, son tempérament, ses moyens et ses facultés intellectuelles. Voilà pourquoi le principe posé par Boissier de Sauvage est malheureusement applicable encore de nos jours ; savoir : « *Votum Averrhois et* « *Cratonis ut nossent Epilepsiæ causam et reme-* « *dium, adhuc dum est votum medicorum.* » (1)

Hippocrate, notre apôtre en médecine, a fait la même observation ; il dit dans ses Aphorismes (lib. 5. Aphor. 7) que la maladie devient incurable surtout après l'âge de vingt-cinq ans. « *Epilepsia antea pu-*

(1) L'auteur croit maintenant avoir été assez heureux pour découvrir la *cause* première de l'Épilepsie. Elle consiste selon lui dans une desharmonie du fluide galvanique, qui agit dans le corps humain. G. M.

« *bertatem amotionem recipit, post vigesimum vero* « *quintum annum ferè comitatur ad mortem usque.* » Pronostic affligeant, destructeur de toute espèce de bonheur pour l'homme fait, pour l'adolescent et pour la jeune vierge dans la fleur de l'âge. *Louis Merkal*, savant médecin de son époque, dit : « *Epilepsia* « *gravissimus quidem affectus, ità profectò dictus,* « *quod detentio sit et superiorum corporis partium* « *oblæsio, quâ affectio ità facile capiti habitum* « *præstat, quod vel difficultates solvantur, vel in* « *malum gravissimumque morbum promptum de-* « *generet, ut non nisi gravissimis auxiliis curari* « *queat.* »

Il y a un si grand nombre d'illustres médecins des temps modernes qui s'accordent sur ce point avec Hippocrate, Merkat et Sauvage, que leurs noms seuls rempliraient plusieurs lignes.

L'Epilepsie est une maladie, qui, après avoir duré quelques années, est ordinairement déclarée incurable par la plupart des médecins (1); c'est la seule maladie contre laquelle on a inutilement essayé plusieurs milliers de remèdes. (Voyez *Henning analecta litteraria Epilepsiam spectantia. pars* 3, pag. 105-

(1) Une maladie déclarée incurable par quatre-vingt-dix-neuf médecins, peut souvent être guérie par le centième. C'est pourquoi on ferait mieux de comprendre ce mot *incurable* dans le sens : *peu capable d'être guérie* ou *non-susceptible de guérison*. G. M.

255). C'est maintenant presque le seul mal que l'on croit pouvoir encore combattre au moyen de certains philtres, la plupart très coûteux, et qui malheureusement ne refusent leurs services que trop souvent. L'Epilepsie mérite à juste titre les dénominations de malheur, d'affliction du ciel, etc.; car certainement personne n'est plus malheureux que celui qui n'a point de secours, point de guérison à espérer, que celui qui, après avoir inutilement essayé une infinité de médicamens, voit disparaître les derniers rayons de tout espoir. L'Epileptique souffre continuellement jusqu'à sa mort; car partout, au milieu de la société, dans les promenades solitaires, dans sa chambre, ou en voyage, en tout lieu enfin, il a besoin d'être constamment accompagné par quelqu'un, en guise d'ange-gardien pour l'assister, lorsque son accès éclate, pour empêcher que ses membres ne soient disloqués, sa tête brisée, pour garantir sa langue des morsures de ses propres dents, pour protéger sa vie, enfin, contre cette foule de dangers dont elle peut se trouver menacée, par les flammes ou par l'eau. Je connais des exemples de malheureux qui sont tombés dans le feu, pendant l'accès, et se sont brûlé la tête et d'autres membres de la manière la plus affreuse; d'autres auraient indubitablement trouvé la mort dans les flots, si la Providence n'avait amené à temps des hommes à leur secours.

Les plus belles jouissances de la vie, toutes les espérances s'évanouissent pour l'Epileptique; il craint d'entrer dans le temple de l'Eternel, il évite le théâtre, la société; il ne jouit de tout qu'à demi, parce qu'il est toujours poursuivi par l'idée accablante de sa maladie, et surtout par la crainte de troubler la tranquillité des autres, en les effrayant par un accès, qui peut l'atteindre à chaque instant. L'Epileptique éclairé est sans doute celui qui souffre le plus; il connaît l'hérédité du mal; il renonce donc entièrement aux douceurs de la vie conjugale, ou bien il ne s'y livre qu'en tremblant; car quelle douleur pourrait être comparable à l'appréhension de voir un jour les doux fruits de sa tendresse souffrir du même mal. Cette idée ne suffit-elle pas pour empoisonner toute espèce de jouissance?

Mais souvent la mesure des maux de ces malades est bien plus grande encore. Il n'est pas rare d'en rencontrer dont le sort est bien plus à plaindre; il y en a que la violence des accès prive de l'usage de leurs facultés intellectuelles, de leur raison, de leur mémoire, non-seulement pour quelques heures, mais pendant des journées entières. Ces malheureux sont incapables de s'occuper d'objets tant soit peu sérieux, ou de quelque importance; il leur est impossible de remplir les devoirs de leur état; ils sont pour ainsi dire exclus de la société humaine, et condamnés à végéter le reste de leur vie, accablés par leur terrible maladie. On remarque chez quelques Epileptiques, surtout immédiatement après l'accès, des idées embrouillées; mais heureusement ce cas ne se rencontre que chez un très petit nombre. Chez la plupart d'entre eux on observe quelques penchans de prédilection souvent pour la musique, la peinture, etc. Souvent ces espèces de penchans provoquent l'accès, lorsque le malade s'y abandonne, et il m'est arrivé de traiter des Epileptiques auxquels j'ai dû, par cette raison, défendre toute occupation de ce genre. En pareil cas encore, lorsque l'homme desire s'occuper, qu'il se sent un talent susceptible d'être développé sans oser le faire, combien cela ne doit-il pas contribuer à empoisonner sa vie. De même, la certitude que l'Epilepsie est contagieuse doit nécessairement troubler les momens lucides de l'Epileptique. L'expérience démontre que des personnes faibles de nerfs peuvent gagner ce mal simplement en voyant un accès et par sympathie; la salive échappée pendant l'accès peut encore communiquer le mal immédiatement. Que de précautions ne doit donc pas observer l'époux atteint de ce mal, afin de ne pas le donner à son épouse ou à ses enfans!

L'incurabilité de l'Epilepsie a été, jusqu'à présent, la principale raison pour laquelle si peu de médecins s'en sont occupés. Le nombre de remèdes recommandés contre ce mal, nous autorise à présumer *a priori* combien peu on doit se fier à chacun d'entre eux; et l'expérience transforme cette présomption en certitude pour le médecin qui est dans le cas d'en faire usage. Il les passe en revue, ces remèdes, qui souvent ne sont commandés que par des empiriques;

à la vérité, il tâche avant tout, lorsqu'il est véritablement éclairé, à éloigner les causes efficientes qu'il parvient à découvrir ; mais ordinairement le malade conserve son mal, ou il n'en est délivré que momentanément; bientôt le mal revient, et le résultat est manqué.

L'Epilepsie a existé pendant des siècles, pendant des milliers d'années; on a vu plus ou moins d'Epileptiques dans chaque génération, parmi chaque nation, sous chaque climat (peut-être pourrait-on excepter l'Asie-Mineure.) De tous temps, des médecins célèbres ont tenté une infinité de moyens contre ce mal, et toutefois nous ne sommes guères plus avancés, à cet égard, au dix-neuvième siècle qu'on ne l'était du temps d'Hippocrate! N'y a-t-il donc point de remède radical contre ce terrible fléau? Une longue série de siècles s'est écoulée, illustrée par une suite de belles et de sublimes découvertes dans le domaine des Sciences et des Arts, qui ont puissamment contribué au perfectionnement de la civilisation des peuples, ainsi qu'au bien-être de l'humanité. Au milieu de ce mouvement général, la médecine n'a pu rester stationnaire; aussi a-t-elle fait des progrès remarquables depuis les dernières trente années, surtout à l'aide des pas de géant avec lesquels la chimie et la physique se sont approchées du but de la perfection ; et cependant l'Epilepsie est encore une maladie presque incurable !

Il n'y a point de maladie, quelle qu'elle soit, contre

laquelle il n'y ait un remède. C'est ce principe qui m'a animé depuis le commencement de ma carrière, et qui ne cessera de m'animer pendant le reste de ma vie. A la vérité nous ne connaissons pas toujours ce remède; mais qu'est-ce qui nous empêche de le chercher jusqu'à ce que nous le trouvions? Rien n'est plus dangereux, à mon avis, qu'un médecin assez faible pour croire aveuglément à l'autorité, ou sur la foi d'autrui. Quelque louable que puisse être la foi sous d'autres rapports, je ne me persuaderai jamais de son utilité pour le naturaliste et pour le médecin pratique. Dans l'étude de l'histoire naturelle et de la médecine (je considère celle-ci, soit dit en passant, comme faisant partie de la première) la foi anéantit nécessairement le génie, puisqu'elle en fait une machine, qui se meut perpétuellement dans le même cercle une fois tracé, et que l'on nomme *dogme*. Le doute au contraire, nous fait réfléchir, les réflexions amènent des essais, ceux-ci produisent des résultats, et les résultats nous conduisent enfin à la connaissance de la vérité.

L'opinion d'Hippocrate et de beaucoup d'autres médecins qui sont venus après lui, savoir : que l'Epilepsie est incurable après l'âge de vingt-cinq ans, a sans doute produit un effet des plus nuisibles par la raison que beaucoup de médecins ont considéré comme une peine inutile de soumettre cet objet à un nouvel examen; et cependant un grand nombre d'observations et d'expériences recueillies dans plusieurs ouvrages sur l'Epilepsie, devrait nous convaincre du contraire. Mais que peuvent des centaines d'expériences d'un médecin inconnu, contre l'opinion d'un médecin célèbre! Cependant nous sommes tous des hommes, et comme tels nous ne saurions assez nous prémunir contre l'erreur.

Anciennement beaucoup de maladies étaient réputées incurables, qu'aujourd'hui tout médecin est en état de guérir. On regardait de certains phénomènes comme des miracles, précisément parce qu'on n'en connaissait pas les causes. La médecine, pour sa part, n'est pas encore parvenue à son plus haut degré de perfection; elle en est même encore très éloignée. C'est là, ce dont nous autres médecins devrions surtout nous pénétrer en ne recherchant pas toujours la cause de telle maladie dans l'objet même; mais en partant avec Fichte du *moi*, en doutant au lieu de croire, en réfléchissant au lieu d'imiter servilement, et en observant scrupuleusement; c'est un grand préjugé, auquel sont sujets presque tous ceux qui n'ont pas étudié la médecine, et malheureusement aussi quelques médecins, qui fait croire que c'est exclusivement dans la pharmacie que l'on trouve la plupart des remèdes contre les maladies. Malheur au médecin, dont les ressources sont tellement bornées qu'il n'y aurait que le pharmacien qui pût les lui fournir. La nature entière n'est que but et moyen, et la nature malade, c'est-à-dire les maladies, n'est qu'une aberration de la nature saine. Plus les causes qui produisent les maladies sont nombreuses et diversifiées, plus aussi les moyens qui ramènent à la santé doivent être nombreux et multipliés. Les remèdes destinés à combattre les maladies répandues dans les différentes régions du globe, ne sauraient donc être rares; la nature doit nécessairement les produire avec une profusion analogue sous chaque climat, dans chaque pays où règnent ces mêmes maladies; autrement il n'y aurait ni ordre, ni plan, ni but dans la création. Delà on peut présumer, que souvent nous pourrions trouver un remède efficace beaucoup plus près que nous le cherchons ordinairement.

C'est en 1817 que j'entrepris pour la première fois la guérison de personnes affligées de l'Epilepsie. Lorsque je ne découvrais aucune cause matérielle, j'employais des remèdes tirés du règne métallique, que l'expérience nous recommande comme les plus efficaces; mais le mal ne diminua que chez peu de malades, et je n'en rétablis entièrement qu'un seul. Il serait superflu de détailler ici tous les remèdes qu'on regarde comme les plus efficaces contre cette maladie; aucun médecin n'ignore que ce sont principalement les métaux, tels que l'or, l'argent, le cuivre, le zinc, le fer, etc. J'essayai en conséquence d'administrer à mes malades des remèdes composés de ces métaux, préparés au moyen de procédés chimiques; cependant les résultats n'en furent pas plus heureux que les précédens. Depuis lors toutes mes idées se sont concentrées vers le but de découvrir un moyen pour guérir cette maladie radicalement. Je lus à cet effet un grand nombre d'ouvrages, de dissertations, traités, etc. sur l'Epilepsie : quelque pénible qu'aurait pu être à tout autre de fixer continuellement son attention sur le même objet, cette étude m'offrit cependant de nouveaux attraits. Je trouvai dans quelques-uns de ces écrits des grains d'or, dont l'ensemble me parut de nature à conduire à des résultats plus certains concernant la nature de ce mal. Pendant long-temps je fis des expériences sur moi-même et sur des animaux, et je comparai les observations sur l'Epilepsie des autres médecins avec les miennes. Les résultats prouvèrent jusqu'à l'évidence combien les remèdes employés jusqu'ici étaient insuffisans ; cette étude me fournit en même temps des idées et des théories nouvelles sur cette maladie, que sans doute il est impossible de guérir radicalement avant d'en avoir précisé la nature. Je m'assurai que la maladie n'est pas une affection nerveuse, comme on l'a cru jusqu'à présent, mais que les nerfs n'y sont attaqués que secondairement, lorsque l'accès épileptique se manifeste ; je me persuadai de même que l'accès n'est point la maladie proprement dite ; qu'il n'en est qu'un symptôme; finalement que le mal est produit par d'autres causes que je me réserve de développer dans mon ouvrage subséquent. J'espère qu'il pourra paraître dans cinq ou six ans, si Dieu me prête vie, vu que je m'en occupe déjà à l'heure qu'il est, et si par la suite j'avais à traiter autant d'Épileptiques que jusqu'ici, cet ouvrage pourra contenir environ deux cents cas, vu que jusqu'à présent j'ai déjà traité une cinquantaine de cette sorte de malades. En soignant ce nombre assez considérable d'Épileptiques, j'ai été à même de faire plusieurs expériences et observations, qui m'ont parfaitement confirmé dans ma manière d'envisager cette maladie. De nouvelles opinions conduisent à de nouveaux moyens de guérison; je fis un essai avec ma machine, les résultats en furent heureux; je multipliai mes expériences, et souvent le succès fut des plus brillans. L'Épilepsie peut à la vérité provenir de causes très différentes, et par conséquent elle doit être plus aisée à guérir dans tel cas plutôt que dans tel autre, selon que la cause se trouve être plus ou moins facile à éloigner; en attendant, les faits brièvement rapportés à la fin de cette brochure, prouveront les heureux résultats que j'ai obtenus par ma nouvelle méthode.

Afin de mettre chacun à même de porter un jugement fondé sur le plus ou moins de difficulté de guérir l'Épilepsie, je dois faire observer que l'on appelle quelquefois Épilepsie des affections qui n'ont rien de commun avec cette maladie; il y a d'ailleurs de véritables Épilepsies, qui sont réellement incurables, parce qu'elles sont causées par des défauts organiques dans le cerveau, dans la formation du crâne ou par telle autre difformité, qu'il est absolument impossible d'éloigner. Moi-même j'ai rencontré des cas pareils, qui, grâce à Dieu, sont très rares, ct je n'ai pas besoin de dire que ma machine ne produisait aucun effet sur des individus de cette catégorie (1). Je regarde comme essentiel de faire remarquer cette circonstance, afin de prévenir toute espèce d'erreur et de malentendu ; je suppose que le médecin ne contestera pas tout mérite à un remède, uniquement parce que celui-ci n'est pas applicable en *toute* occasion ; il saura l'apprécier lors même qu'il ne soulage que dans certains cas; or, il appréciera d'autant plus un remède contre l'Epilepsie, qui est généralement regardée comme si difficile à guérir.

Il n'entre pas dans mon plan de détailler ici les moyens et les procédés dont je me sers pour appliquer ma machine. J'en ai développé les motifs dans la préface, d'ailleurs le peu d'étendue de ces feuilles ne me le permettrait pas ; je me bornerai donc là-dessus à exposer succinctement ce qui suit :

1° La guérison de l'Epilepsie s'opère par un procédé dynamique, sans qu'ordinairement j'aie recours à des médecines. Quelquefois cependant lorsque le malade est jeune, robuste, ou sanguin, je lui prescris une saignée ou bien une purge composée de *Crem tartari*, *Magnesia* ou de rhubarbe. Ensuite je fais agir les forces qui se développent de ma machine sur le malade de une à trois heures par jour, sans qu'il en éprouve le moindre désagrément, sinon une aug-

(1) Les défauts organiques sont rarement la cause de l'Épilepsie ; l'auteur en a traité un très grand nombre, sans découvrir aucun de ces défauts. G. M.

mentation de chaleur dans le corps, quelques mouvemens musculaires dans les membres, et un certain tiraillement dans la peau. L'application de ma machine ne cause pas la moindre douleur (1).

2° L'Epileptique attouche seul ou bien simultanément avec d'autres malades, certaines parties de la machine, de laquelle se développe une puissance qui se compose des fluides électrique, galvanique et metallico-magnétique (2).

3° Le corps de la machine, sur lequel reposent les différens appareils, a environ neuf pieds de long, quatre en largeur et six de hauteur. Elle est placée dans une vaste pièce qui y est spécialement adaptée, et qui peut contenir de cinquante à soixante personnes. La machine se compose de bois, de barres de fer et d'acier de six à huit pieds de longueur, et de pièces de verre, d'argent et de cuivre. Elle contient une colonne de volta de soixante-dix à cent doubles

(1) Si l'Épilepsie n'est pas encore très enracinée, il est suffisant que le malade n'emploie ma machine qu'une ou deux fois par jour durant quinze à vingt-cinq minutes ; quoique les remèdes intérieurs ne soient pas toujours nécessaires, ils servent cependant dans le plus grand nombre de cas à seconder le traitement, en fortifiant la constitution : aujourd'hui la plupart des malades de l'auteur prennent des remèdes à l'intérieur.

(2) Aujourd'hui l'auteur a un peu changé sa machine, de sorte qu'elle n'est plus tout-à-fait semblable à celle qui est décrite ici. Ces changemens ont été jugés utiles pour le perfectionnement de l'ensemble. G. M.

couches, un électrophore et plusieurs autres objets. Elle a deux pôles, quatre axes, et lorsque toutes ses parties sont mises en action, elle produit le phénomène d'une puissance centripète et centrifuge; cette machine est un produit de mon invention (1).

4° Un des pôles de ma machine produit un effet absolument contraire à celui de l'autre. C'est par cette raison que l'on ne peut regarder comme salutaire pour les Epileptiques, que l'un de ces deux pôles, tandis que l'autre a la faculté, ainsi que le démontre l'expérience, de provoquer l'accès après dix, quinze à vingt minutes d'action. Au moyen de ce dernier pôle, j'ai produit des accès épileptiques même dans des animaux tout-à-fait sains, par exemple : des chats, des chiens, etc.

5° Ma machine doit être régulièrement appliquée tous les jours, pendant toute la durée de la cure, qui est de deux à huit semaines, selon le plus ou moins d'opiniâtreté du mal, jusqu'à ce qu'enfin le pôle nuisible qui me sert de vérificateur n'excite plus de paroxysme. Il n'est pas nécessaire d'observer pendant ce temps un régime particulier; cependant il y a des cas, où je suis obligé de défendre à mes malades l'usage des boissons spiritueuses, des viandes, des alimens aigres, etc. Le repos de l'âme est une condition nécessaire pour tous les Epileptiques.

(1) Depuis deux ans l'auteur traite chaque malade séparément, pour obvier par là aux inconvéniens qui pourraient résulter pour les Épileptiques témoins d'un accès. G. M.

6° Pendant l'action du fluide dynamique que décharge ma machine, quelques personnes sont par fois obligées de prendre un bain de pieds; chez d'autres malades, je conduis le fluide invisible à la tête, au creux de l'estomac, au cou, etc., de manière cependant à ne pas blesser le moins du monde la décence, vu que je ne place à toutes ces parties qu'un corps conducteur, ainsi qu'un linge imbibé de liqueur ou d'esprit de vin, de l'argent, de l'or, du cuivre et d'autres objets semblables.

7° La machine est placée de manière qu'un des pôles est dirigé vers le nord, l'autre vers le sud. Une aiguille adaptée à la machine indique ces directions, ainsi que la force, *le plus* ou *moins* du fluide qui s'en développe.

8° La quantité dans laquelle on doit administrer aux Epileptiques le fluide que développe ma machine, est très variée. Elle est modifiée selon la constitution du malade, son âge, sa manière de vivre, selon la sa durée, la force, la régularité ou bien l'irrégularité des accès, etc., etc. J'ai guéri des malades en n'employant que la centième partie des forces de ma machine; avec d'autres au contraire, j'ai dû employer sa force entière. L'époque de l'application se règle aussi d'après les circonstances. On ne peut en général rien fixer de positif à ce sujet, quoique je sache par expérience que l'époque la plus favorable pour administrer mon remède est celle où (d'après les dernières découvertes du professeur Hansteen. *Voyez* nouveau Journal de Physique et de Chimie de Schweigger et Meinexens, vol. 2, cah. 1, page 130.) le magnétisme de la terre a atteint son minimum.

9° Les jours de changemens de lune exigent une modification particulière dans l'arrangement et l'application de ma machine.

10° Le traitement dynamique est surtout dirigé contre les causes de l'Épilepsie. Ainsi lorsqu'elle est causée par une absence continue de la menstruation ; alors non-seulement les accès disparaissent peu-à-peu pendant la cure, mais les règles deviennent régulières; si l'Épilepsie est causée par le ver solitaire, ou autres qui séjournent dans les intestins, on parvient facilement à les éloigner. (1)

11° Le magnétisme animal ou mesmérisme n'a aucune part aux opérations de ma machine; le traitement de l'*Épilepsie imparfaite* seule en fait exception. (*Voyez* le seizième bulletin de mes malades.) Il est reconnu à la vérité que le mesmérisme a produit des effets très salutaires dans l'Épilepsie (J. H. Faenrstein l'a administré avec beaucoup de succès à trois jeunes filles;) je ne crois pas cependant que l'on puisse s'en promettre de grands succès dans l'Épilepsie invétérée, surtout lorsque le malade appartient

(1) L'auteur a trouvé depuis, que plusieurs autres causes nuisibles, et qui peuvent également amener l'Épilepsie, telles que miasmes de scarlatine, de rougeole, de gale, etc., ayant été éloignées par l'effet puissant que produit sa machine sur toute la constitution du patient, l'Epilepsie cesse aussitôt. G. M.

au sexe masculin; dans ces cas, il faut certainement des moyens qui ébranlent plus puissamment l'irritabilité et la sensibilité des nerfs. Je ne suis pas du nombre de ceux, qui attribuent des merveilles au magnétisme animal; mais je sais par expérience quelle salutaire influence peuvent avoir quelques simples touchers magnétiques sur des enfans en bas âge, atteints de convulsions, même jusqu'à l'âge de deux à six ans. Il n'y a que quelques semaines que je fus appelé auprès d'un enfant de six mois qui souffrait de l'*Épilepsia acuta* ou Ecclampsie. Les accès et la contraction des muscles étaient si violens, que l'enfant ne pouvait rester tranquille un seul instant. Je lui appliquai sur-le-champ quelques touchers magnétiques, en posant ma main gauche sur le creux de la poitrine, et en laissant reposer un moment ma main droite sur sa nuque; puis je passai celle-ci par-dessus la tête jusqu'au front, et je continuai de même jusqu'à la poitrine, où je l'arrêtai pendant une minute environ; je la dirigeai alors vers le creux de la poitrine où se trouvait ma main gauche; ensuite en laissant ma droite à l'endroit où avait été ma gauche, je fis avec celle-ci la même opération qu'avec la première. Après que j'eus répété cette manipulation dix fois dans l'espace d'environ douze minutes, toutes les convulsions disparurent; l'enfant tomba dans un profond sommeil, pendant lequel il eut une forte transpiration; le lendemain il se réveilla en bonne et parfaite santé sans que je lui eusse prescrit la moindre médecine. Depuis, cet enfant n'a jamais eu de convulsions, et jusqu'à présent il se porte parfaitement bien. J'emploie quelquefois le magnétisme animal contre l'Épilepsie imparfaite, parce que celle-ci a plus d'analogie avec l'*Épilepsia acuta* que l'Épilepsie parfaite; tandis que ce même magnétisme ne saurait être d'aucune utilité contre l'Épilepsie proprement dite.

12° Dans l'application de ma nouvelle méthode, il est desirable de voir se manifester un ou deux accès épileptiques dès les premiers jours; c'est un signe presque certain de prochaine guérison (1).

13° L'Épilepsie nocturne exige au commencement de la cure (indépendamment de modifications essentielles dans la machine) que le malade veille de une à cinq heures après minuit; et que par une raison contraire il s'habitue à dormir pendant quelques heures dans l'après-dîner ou vers le soir.

(1) Les expériences subséquentes de l'auteur ont prouvé que tel n'est pas toujours le cas; il a traité quelques Epileptiques chez lesquels les accès devinrent plus faibles, ou disparurent dès le commencement; d'autres qui, au lieu d'accès épileptiques, tombaient dans un état de catalepsie pour quelques minutes ou bien qui ne ressentaient qu'un léger évanouissement accompagné de manque de connaissance et de pâleur. G. M.

LA GUERISON

DE

L'ÉPILEPSIE.

CHAPITRE PREMIER.

QUELQUES NOTIONS HISTORIQUES SUR L'ÉPILEPSIE.

Nous avons remarqué dans la préface que l'Epilepsie a déjà été observée par les médecins de la plus haute antiquité, et que les peuples les plus anciens la connaissaient. Peut-être est-elle aussi ancienne que le genre humain; car on doit plutôt en chercher la nature dans l'économie et la vie animale, que dans d'autres causes extérieures, telles que l'air, la lumière, le climat, la température, la manière de vivre, etc., etc., ainsi que c'est le cas dans la plupart des maladies épidémiques et endémiques. Ces dernières sont par là même souvent d'origine plus récente; les causes qui les produisent peuvent cependant aussi avoir de l'influence sur la répétition plus ou moins fré-

3.

quente des accès épileptiques. On ne peut guère douter qu'il n'y ait des épileptiques dans presque toutes les parties habitées du globe ; car des écrivains placés dans les parties du monde les plus opposées en font mention. Nous savons, par les relations de plusieurs voyageurs, que les sauvages même souffrent de l'Épilepsie, quoique plus rarement que les nations civilisées. Tous les écrits que nous ont transmis les médecins ainsi que d'autres auteurs, depuis la plus haute antiquité jusqu'à nos jours, démontrent que l'Épilepsie n'est point une maladie de nouvelle origine. Ainsi Hippocrate, qui vivait quatre cent soixante ans avant J.-C. connaissait cette maladie, de même que *Galenus*, *Posidonius*, *Théodorus*, *Apulée*, *Platon*, *Aristote*, *Plaute*, *Pline*, *Celse*, etc., etc. (Voy. *Hippocrate*, Aphor. l. 2 ; Aphor. 45, l. 3 ; Aphor. 29 ; *Galenus*, de Loc. affect., l. 3 ; *Celse*, de Re medicâ, l. 3, cap. 23 ; *Aristote*, Problemat., sect. 30, quest. 1 ; *Plautus*, Cap., Act. 3, sc. 4 ; *Pline*, Hist. nat., l. 38, cap. 4, etc., etc.) L'Ecriture fait mention d'épileptiques sous la dénomination de *lunatiques*. (*Voy*. Matth. 4, 24, chap. 17, 15 ; Marc. 9, 18 ; Luc. 9, 39, etc., etc.)

Platon et *Apulée* nomment la maladie *Deifica Lues*, ερῆ νοσος ; *Sénèque*, *Pline*, *Celse* et *Plaute*, *Comitialis Morbus*, *Sputatorius Morbus*, soit parce que les malades recevaient l'accès, particulièrement lorsqu'ils se trouvaient en grande société, ou bien parce que, pendant la durée du paroxisme, la salivation est particulièrement copieuse. Le mot *Epilepsie* dérive du grec επιλαμβανω (*prehendo*, *invado*), parce que l'accès éclate subitement.

Sophocle, *Aristote*, *Galenus*, *Alex. Trallian* et autres l'appelaient *Herculeus Morbus*, en partie pour indiquer la difficulté de la guérison, et encore parce que, pendant l'accès, la force musculaire de l'homme est tellement puissante, qu'il faudrait avoir les forces d'Hercule pour contenir alors le malade.

Les Anglais appellent cette maladie. *The falling sickness; Epilepsy;* les Français, haut-mal, mal caduc, mal de Saint-Jean, mal de la terre, vapeurs épileptiques; les Espagnols, *gota coral* et *morbo caduco;* les Arabes, *Alfaretia*, *Kabat* ou *Kabal;* les Italiens, *mal caduco;* les Vénitiens en particulier, *la Brutà*; les Suédois, *tallende sot*; les Russes, *padoutschaya bolezne.*

Depuis l'an 1554 jusqu'à l'an 1600, les auteurs suivans ont traité de l'Epilepsie dans des monographies. *Thiébault*, *Roth*, *Gabuccini-Fanastrini*, *Paracelse; Peucer*, *Huguet*, *Phaédron de Rhodach*, *Thenot*, *Liébault*, *Pierre de l'Ecluse*, *Fernelius*, *Plater*, *Steinbach*, *Hafenceuter*, *Planer*, *Thomarus*, *Fichard*, *Nymman*, *Seidel*, *Tacquet* ou *Schaton.*

De 1600 à 1700, il parut, sur cette maladie,

cent soixante-treize écrits, dont quatre-vingt-onze en Allemagne, trente-quatre en Hollande, vingt-trois en France, deux en Angleterre ; deux en Espagne, quatre en Italie, et dix-sept en Suisse. En comparant le grand nombre d'ouvrages publiés sur cet objet en Allemagne et en Hollande avec le nombre très inférieur de ceux qui ont paru en Italie, en Espagne et en Angleterre, on est autorisé à croire qu'il y a moins d'Épileptiques dans les contrées méridionales que dans le Nord. Le froid semble en effet contribuer à provoquer l'Épilepsie. On a remarqué que le froid produit dans le corps animal des révolutions qui ressemblent en beaucoup de points à l'accès épileptique. Depuis 1700 jusqu'à 1820, on a publié au-delà de trois cents ouvrages sur l'Épilepsie, dont la plupart sont des dissertations. On peut présumer, par le nombre toujours croissant de ces écrits, que de nos jours l'Épilepsie est devenue plus fréquente. Les observations suivantes viennent à l'appui de cette supposition.

1° On a remarqué dans beaucoup de cas que le mal est héréditaire, qu'ainsi, il est de nature à se transmettre de génération en génération.

2° Les besoins de l'homme allant toujours croissant avec les progrès de la civilisation, le luxe, la dissolution des mœurs, et autres causes de ce genre, amollissent nécessairement l'homme, et le rendent moins capable de vaincre ses passions, que celui qui ne connaît pas ces mêmes besoins sensuels. La diversité des états et des relations sociales y contribue également. Or, plus l'homme est esclave de ses passions; plus l'une d'elle, par exemple, l'ivrognerie, la colère, la joie, l'amour, etc. etc., s'est emparée de lui au plus haut degré, et plus il devient disposé à l'Épilepsie. L'expérience ne nous le démontre que trop. On remarque que généralement les Épileptiques sont très passionnés, très sensibles à la joie et au chagrin, et souvent d'une humeur acariâtre. Il n'est pas rare de voir aussi de ces malades doués de génie et de talent; souvent ils se distinguent dans les arts et les sciences. Ainsi, l'histoire nous apprend que *Jules César*, *Mahomet*, *Pétrarque*, et d'autres personnages célèbres étaient Épileptiques.

3° Dès le dix-septième siècle, plusieurs médecins ont eu lieu d'observer que cette maladie devenait plus fréquente; c'est en conséquence que *E. R. Camérarius* écrivit une dissertation ayant pour titre: *Cur hodie Epilepsia inter nos tam frequens sit. Tubingæ.* 1680. Et il l'attribue en partie à la manière de vivre, en partie à la nourriture du peuple.

Il serait à desirer que les médecins de tous les pays voulussent bien donner à l'Épilepsie une attention plus sérieuse que celle qu'ils lui ont vouée jusqu'ici. Je recevrai avec la plus vive reconnaissance toute communication que MM. mes collègues voudront me faire, concernant les questions suivantes :

1° Quel est le nombre des Épileptiques dans leur district? Dans quel rapport se trouvent-ils à la population en général?

2° Quel âge et quels états disposent le plus à l'Épilepsie?

3° Quelle manière de vivre et quel climat y dispose ou en préserve ?

4° Quel est le sexe qui en souffre davantage, le sexe masculin ou féminin?

5° Les Épileptiques sont-ils sujets à gagner facilement des maladies contagieuses, ou non?

6° Quelle est l'Épilepsie la plus fréquente, l'Épilepsie héréditaire, ou bien celle qui provient d'autres causes?

7° A quelle époque de la vie, dans quelle saison, et à quelle heure du jour, les accès sont-ils les plus fréquens?

8° Les accès sont-ils plus fréquens pendant la grossesse des femmes, ou non?

Chaque solution d'une de ces questions me sera fort agréable; car quoique j'aie fait un assez grand nombre d'expériences dans les environs de mon domicile, je n'ose encore en tirer des conclusions générales, avant que d'autres expériences semblables, faites ailleurs, ne me fournissent la preuve que les miennes sont indépendantes des localités du pays que j'habite.

CHAPITRE II.

SYMPTÔMES ET DURÉE DE L'ACCÈS ÉPILEPTIQUE.

L'ACCÈS épileptique, tel qu'il se présente à l'œil, n'est pour le médecin qu'un des symptômes du mal dont la cause immédiate est plus loin. Souvent l'accès est précédé de quelques heures par de mauvais rêves, par une humeur sombre, par le manque de mémoire, par des idées embrouillées, par des tiraillemens de muscles involontaires, particulièrement dans le visage, par de fréquentes envies d'uriner, par une disposition à loucher, à voir double, etc., etc.; l'œil est hagard, la langue roide, et la salivation considérablement augmentée. Quelques malades croient voir des flammes, des étincelles; d'autres éprouvent une espèce de picotement semblable à l'effet que produiraient des fourmis répandues sur le corps. Peu avant l'accès, beaucoup de malades éprouvent le sentiment d'un certain air benin (*aura epilectica*), qui semble s'élever dans leurs membres. Ce symptôme est particulièrement remarquable; il se manifeste chez la plupart des Épileptiques. Ordinairement c'est un sentiment de froid, rarement de chaleur, qui commence par les doigts des pieds, ou bien par les mains ou aux pointes des doigts, qui gagne ensuite peu à peu, avec plus ou moins de vitesse, le bas ventre, la poitrine, l'estomac, le col, enfin la tête, et alors se manifeste immédiatement l'accès. Lorsque l'*Aura* commence aux extrémités supérieures, le malade conserve la connaissance jusqu'à ce qu'elle parvienne à la tête; lorsqu'elle commence par les pieds ou par l'estomac (ce qui ressemble beaucoup à l'état où nos membres sont engourdis), le malade ne conserve sa connaissance que jusqu'au moment où elle se fait sentir aux environs du *diaphragme*. (J'ai trouvé cette observation constatée par mes expériences sur trente-un malades). Cependant ces symptômes précurseurs ne se présentent pas toujours. Il y a des Épileptiques que le mal atteint subitement, et qui tombent aussitôt à terre. Pendant la durée de l'accès, tous les muscles volontaires deviennent involontaires, et on remarque alors deux espèces de contraction ou de crampe, savoir : une crampe intermittente (spasmus clonicus) aux muscles qui se trouvent en équilibre avec leurs opposés, par exemple les muscles flecteur et extenteur; et le *tetanus* (spasmus tonicus), là où cet équilibre est moins prononcé. Ceci n'arrive cependant pas toujours; au contraire, les différences, les gradations, et les nuances les plus extraordinaires, se présentent souvent en pareil cas. En observant plusieurs de mes malades pendant leur accès, j'ai trouvé qu'au commencement tout le corps était pris par le *tetanus;* les crampes cloniques ne survenaient que plus tard, lorsque l'accès allait en diminuant. Chez la plupart la crampe était plus forte du côté gauche, que du côté droit; d'autres avaient de violentes contractions dans la mâchoire, qui produisaient des grincemens de dents. Le plus grand nombre était privé de connaissance et de sentiment; cependant j'ai remarqué que quelques-uns les conservaient en partie, quoiqu'il ne dépendît pas d'eux de maîtriser le jeu de leurs muscles. C'est ainsi que l'une de mes malades sur les pieds de laquelle j'avais fait verser de l'eau bouillante pendant l'accès, m'assura que cela lui avait d'abord causé une douleur aiguë, mais qu'il lui avait été impossible de la manifester d'aucune manière. Je dois cependant faire observer que l'accès avait déjà duré pendant quelques minutes, lorsque je fis cette expérience. A mesure que les crampes toniques sont plus prononcées pendant l'accès, plus aussi il est probable que l'Épileptique conserve quelque connaissance, quelque sentiment, du moins jusqu'au moment où surviennent les crampes cloniques.

On suppose communément que pendant l'accès le pouls est assez régulier; c'est du moins une opinion que l'on trouve énoncée dans beaucoup d'ouvrages. Cependant ayant remarqué chez tous mes malades une sorte de congestion du sang vers la tête, ayant observé que plusieurs d'entre eux saignaient du nez, crachaient du sang, symptômes qui tous indiquent un grand désordre dans le *système sanguin*, je m'appliquai pendant l'accès à examiner leur pouls avec la plus grande attention ; j'eus lieu ainsi, d'y observer des différences marquantes. Chez quelques-uns le pouls était d'abord petit, serré et précipité, exactement comme celui d'une personne affectée d'une violente inflammation de poitrine; il devenait ensuite plein, lent et fort, ainsi qu'après la saignée administrée dans la maladie que je viens de nommer. Dans d'autres cas c'était le contraire, le pouls était plein et fort au commencement, mais diminuait et se serrait lorsque l'accès commençait à passer. Chez trois de mes malades j'observai chaque fois un pouls intermittent, qui manquait au dixième, vingtième ou trentième coup. Dans un cas (*Voyez* le bull. 17) on ne sentait pas du tout le pouls pendant la première minute, et il ne se fit sentir que deux ou trois minutes après, lorsque les crampes toniques commencèrent à diminuer. J'ai observé à plusieurs reprises, que le malade, avant le commencement de l'accès, éprouvait du frisson pendant quelque minutes, et ensuite de la chaleur, absolument comme dans la fièvre intermittente. (*Voy.* bull. 5e) Chez l'une de mes malades l'accès commençait régulièrement d'une manière très remarquable : après avoir croisé les bras sur la poitrine, la personne en question se mettait à danser et à chanter. Quatre minutes plus tard, le véritable accès épileptique éclatait (*Voy.* le bull. 12e)

Outre les symptômes ci-dessus mentionnés de l'accès épileptique, comme crampes, ou contraction des muscles, le manque de connaissance et de sentiment, la congestion du sang et les altérations du pouls, on remarque presque constamment *l'écume devant la bouche*, qui est le produit d'une trop forte salivation. Ayant été à même d'observer un grand nombre d'accès parmi mes malades, j'ai scrupuleusement examiné la nature de cette écume; j'ai même fait plusieurs expériences avec cette sécrétion sur des animaux. Un chat auquel j'en donnai pendant quatre jours de suite sur du lard, n'en ressentit aucun effet, sinon une violente diarrhée. Il n'en fut pas de même avec un chien, après lui avoir donné pendant huit jours de suite de l'écume d'un Epileptique, dans du lait, il eut le neuvième jour (c'était un jour de pleine lune) trois véritables accès épileptiques, pendant lesquels il eut beaucoup d'écume à la gueule. Le jour suivant, le chien eut quatre accès. Prenant alors pitié de ma fidèle bête, je lui administrai ce même jour mon nouveau remède. Le lendemain les accès disparurent; je n'en continuai pas moins mon traitement : toutefois, ne voyant plus aucun symptôme de maladie, je fis l'usage connu du pôle inverse de ma machine, celui-ci ne produisant aucun effet nuisible, je mis fin à mon traitement et depuis ce temps (il y a à peu près quinze mois), le chien est parfaitement bien portant. La salive du chien, que j'avais recueillie pendant l'accès, était chimiquement parlant, de la même nature que la salive de mes malades Epileptiques dont il sera question incessamment.

Cette expérience démontre que l'Epilepsie se communique par la salive. *G. A. Vogel* (*Voy.* Grundriss einer auserlesenen, gemeinnützigen Litteratur für die physisch-medizinische Aufclerung, Jena und Leipzig. 1802. 5. 511) cite aussi un exemple pareil. On lit encore dans l'ouvrage précité qu'un chien devint Epileptique parce qu'il avait dévoré les restes du dîner d'un Epileptique. Je compte multiplier mes expériences sur la salive des Epileptiques en l'administrant à des chiens, des chats, des souris, poules, etc., etc., et même à un vieux cheval si l'occasion s'en présente.

Pour apprendre à connaître la nature de la salive épileptique; je me suis servi de quelques morceaux de papier de *lacmus* et de *curcuma*. Mes expériences servirent à me démontrer, que la salive de tous mes malades, à l'exception de deux, réagissait sur le papier de curcuma et le teignait en rouge. Cette réaction est beaucoup plus remarquable avec la salive recueillie au commencement de l'accès, elle devenait moins sensible à mesure que l'accès diminuait. Je répétai ces expériences plusieurs fois avec les mêmes malades, dans différens jours et à différentes heures avant et après l'application de ma machine, les résultats ont toujours été les mêmes.

Il n'est pas rare d'observer pendant l'accès épileptique, surtout vers sa fin, une excrétion involontaire d'urine; on remarque aussi souvent des érections du membre viril et une contraction des testicules. Dans deux cas (*Voy.* les bull. 3 et 12) mes malades avaient lâché involontairement des excrémens et de l'urine. L'urine, que je fis recueillir dans ces cas avait une odeur très forte, tout-à-fait particulière et puante, semblable à celle de l'*Ammonium phosporatum*. L'urine réagissait aussi alcaliquement sur le papier de curcuma, et six septièmes en suffisaient pour parfaitement neutraliser un septième de bon vinaigre. Une heure après l'accès, l'urine perdait son odeur infecte et ne réagissait plus sur le papier de curcuma. De tous mes malades il n'y en eut que deux dont l'urine réagissait acidement et non alcaliquement, et c'était dans les cas où j'ai remarqué la même qualité dans la salive (*Voy.* les bull. 11 et 17). Il est remarquable que les vapeurs qu'exhale le corps de l'Epileptique pendant et immédiatement après l'accès ont une odeur aussi infecte que celle de l'urine. J'ai observé que la transpiration de tous mes malades, pendant et après l'accès avait une odeur semblable à celle du *lapis suillus;* quelques-uns d'entre eux ressentaient immédiatement après l'accès une grande lassitude, à la suite de laquelle ils s'endormaient. Pendant ce sommeil, ils transpiraient si fortement que la sueur leur coulait du front; elle répandait la même odeur désagréable. Cette sueur que j'ai aussi examinée réagissait toujours acidement sur le papier de curcuma et lui donnait une couleur rouge foncé.

Je crois être le premier qui aie fait des expériences sur la salive, sur l'urine et la sueur des Épileptiques, du moins n'ai-je rien lu à ce sujet dans aucun ouvrage. J'ai examiné la moindre des circonstances de l'Epilepsie, pour ne rien omettre de ce qui peut avoir plus ou moins de rapport avec cette maladie, et pour pouvoir par là en définir la nature avec plus de précision. Mon ouvrage ultérieur fera voir jusqu'à quel point cela m'a réussi.

Ordinairement pendant l'accès épileptique la respiration est gênée; j'ai remarqué chez plusieurs de mes malades, une crampe dans le gosier, et alors ils produisaient des sons non articulés, qui quelquefois étaient très fins et perçans et d'autre fois beaucoup plus bas que leur voix ordinaire. Ainsi chez un de mes Epileptiques, l'accès s'annonçait par un son très bas. Me trouvant un jour dans le voisinage d'un clavecin, je trouvai que ce son était à l'unisson avec l'*ut* d'en bas. Il est à présumer que dans ce cas, la crampe avait beaucoup baissé l'orifice de l'estomac et élargi le glottis, et qu'au contraire elle avait élevé le premier et rendu l'autre plus étroit dans les cas précédens.

Quant à la durée de l'accès, elle est très différente. Chez la plupart des malades, il ne dure que de cinq à quinze minutes, chez d'autres d'un quart à trois quarts d'heure. Ainsi les accès sont aussi plus ou moins fréquens, et plus ou moins réguliers, selon les individus; quelques Epileptiques reçoivent un, deux, trois, quatre, dix et vingt accès par jour, d'autres n'en ont que deux, trois et quatre par semaine, d'autres encore n'ont un ou deux accès que tous les quinze jours, ou tous les mois. Chez quelques-uns ils éclatent pendant le jour, chez d'autres pendant la nuit, chez quelques-uns à des époques fixes, chez les autres ils sont irréguliers. La plupart d'entre les Epileptiques se rappelle des accès, rarement ils n'en savent rien, c'est le signe d'une Epilepsie très opiniâtre.

Les dénominations de *morbus lunaticus, astralis sideratus*, que l'on donne à l'Epilepsie, proviennent de l'influence qu'on a attribuée et qu'on attribue encore à la lune sur cette maladie, parce que les accès se manifestent ordinairement à l'époque de la pleine et de la nouvelle lune. Quoiqu'anciennement, surtout à l'époque où les rêveries astrologiques étaient à l'ordre du jour, on ait attribué à la lune et en général aux corps célestes une trop grande part à l'état de santé ou de maladie du corps humain; on ne peut nier que la lune n'ait quelque influence sur l'Epilepsie. Nous ne savons en vérité pas comment cela se fait, mais l'expérience ne nous l'en démontre pas moins. Les anciens médecins observaient les changemens de la lune pendant le traitement de l'Epilepsie. Ainsi *Paracelce* (de Morbo caduco, pag. 602) ordonnait le *viscum quasinum* comme remède, pendant la lune croissante; *Borell* et *Riverius* recommandaient les excrémens de paon lors de la nouvelle lune; *Béyle*, son moyen pendant la pleine lune. *Fuller* administrait, au commencement, son électuaire tous les jours, et si les accès disparaissaient, il ordonnait néanmoins la continuation de ce remède pendant plusieurs mois, quelques jours avant la nouvelle lune. *Camérarius* a observé (*Voy*. Memorabilia, cent. 8 pag. 64) qu'en général les remèdes administrés un jour après les changemens de lune agissaient mieux que ceux que l'on faisait prendre le jour même. D'autres médecins ont la coutume de donner leurs remèdes deux ou trois jours avant la nouvelle lune. Ainsi je connais un cas, où feu le conseiller de cour *Waitz*, médecin devenu célèbre dans la guérison de l'Epilepsie, n'administrait son moyen secret à un de ses malades qu'à l'époque de changemens lunaires. Ce procédé produisait toutes les fois chez le malade une forte transpiration, à la suite de laquelle les accès disparaissaient souvent pour long-temps. Ce moyen ne guérissait cependant pas radicalement, car le malade n'était guères délivré de ses accès que pour l'espace de deux mois.

La nature de l'Epilepsie fait que les accès se manifestent plus souvent et sont plus violens à l'époque de la pleine et de la nouvelle lune, qu'ils ne le sont ordinairement. Le manque d'espace m'empêche de détailler ici ce qui me paraît être la cause la plus probable de l'influence cosmique de la lune sur l'Epilepsie; je me réserve, en conséquence, de le faire ailleurs. *Balfour.*(Voy. *Treatise on the luna influence in fevers.* — et *Observations on the influence of the moon and climate on the animal economy* 1801) et *Richard Mead* ont publié à ce sujet d'excellentes dissertations, qui méritent d'être lues par tout médecin impartial. Si la lune cause le flux et le reflux de la mer, ce qui n'est sujet à aucun doute; si elle a tant d'influence sur les insectes, les vers intestinaux, chez les hommes et les animaux; pourquoi n'en aurait-elle pas une semblable sur des Epileptiques, en provoquant l'éruption périodique des accès? Souvent l'Epilepsie n'est causée que par des vers, qui peuvent tellement irriter l'estomac et les intestins, que cette maladie paraît, dans le moment, avoir beaucoup d'analogie avec l'Epilepsie; celle-ci n'est-elle pas causée souvent par une menstruation irrégulière, et la lune n'a-t-elle aucune influence sur les règles? J'ai toujours marqué dans mon journal des malades, les jours des changemens lunaires.

Alexandre Trallian et *Fr. Hoffmann* ont fait une observation digne de remarque, dont il appert : que les personnes nées à l'époque de la nouvelle lune ont le plus de disposition à l'Epilepsie. J'ai cherché dans de vieux calendriers l'époque des naissances de vingt-un de mes malades ; quoique la majorité soit pour l'opinion de MM. *Trallian* et *Hoffmann*, je n'ose encore en tirer des conclusions positives crainte que le hasard ne m'ait servi dans mes recherches. Aussitôt que j'aurai fait un nombre suffisant d'expériences, je reviendrai sur ce sujet et j'en ferai part au public (1). Il me serait très agréable de connaître par MM. les ministres de la religion qui peuvent faire des extraits des registres de leurs communes, si les Epileptiques de leur voisinage sont nés à l'époque de la nouvelle lune. Je leur demanderai, dans ce cas, de vouloir bien aussi consigner le nom du malade, son âge et son sexe.

Mais comment la lune qui fournit sa carrière autour de la terre en vingt-huit jours, qui, tantôt

(1) On peut trouver à ce sujet tous les détails nécessaires et une table dans l'ouvrage de l'auteur, qui est déjà sous presse : Observations et expériences sur la nature et la guérison de l'Epilepsie, etc., etc. Vol. 1er. G. M.

se montre à demi, tantôt en entier et tantôt disparaît entièrement, comment la lune peut-elle avoir tant d'influence sur les Epileptiques, tandis qu'elle reste la même et n'éprouve point de changemens réels? Cette question mérite d'être approfondie. La maxime : *post hoc, ergo propter hoc*, n'est pas toujours juste; mais ne pouvons-nous pas admettre des causes qui agissent simultanément? Nous savons que dans plusieurs pays, le temps varie à l'époque des changemens lunaires, et que quelques naturalistes, ainsi que beaucoup d'autres personnes, regardent la lune comme le véritable régulateur du temps. De nos jours, on est cependant revenu de cette idée; le professeur *Dittmar*, célèbre astronome à Berlin, auquel on doit tout respect pour ses connaissances et ses lumières, dispute à la lune toute influence sur les variations du temps. Je ne sais ce qui en est, mais ce qu'il y a de certain, c'est que l'expérience nous a démontré, par des exemples sans nombre, que c'est à l'époque des changemens lunaires qu'on remarque le plus fréquemment des variations dans le temps. On en trouve une autre cause dans les changemens considérables qui se font dans l'atmosphère, la sécheresse ou l'humidité de l'air, et ses grands mouvemens électriques, galvaniques et magnétiques. Mais ces mouvemens ne peuvent-ils pas être intimement liés avec l'Epilepsie? Pourquoi *Flores Zinci*, *cuprum ammoniacale*, *l'or et l'ar-*

gent sont-ils si bienfaisans contre l'Epilepsie? N'auraient-ils pas un effet si salutaire dans cette maladie, parce qu'ils produisent les mêmes effets dans l'économie animale? Hansteen a observé que deux ou trois jours après chaque fois que la lune traverse l'équateur, l'intensité magnétique de son cylindre magnétique s'affaiblissait sensiblement. D'après ma nouvelle manière d'envisager l'Epilepsie, je suis persuadé que les procédés électrique, galvanique et magnétique, doivent avoir de l'influence sur chaque accès de la maladie; si tel est le cas, nous pouvons nous expliquer plus facilement comment il se fait que les accès sont plus fréquens à l'époque des changemens lunaires. Du reste, je ne prétends nullement discuter ici la question, si la lune en est la cause finale ou non. Le médecin ne doit pas trop s'avancer dans les abstractions, crainte de ne pouvoir rendre à l'humanité souffrante les services qu'elle peut en attendre. A quoi servirait, en effet, au malade de savoir que son mal lui vient de la lune ou du soleil, de Sirius ou de tel autre astre, si nous ne pouvons l'en guérir? Il est plus utile de délivrer un seul malade de son mal que de créer mille hypothèses, qui, en pratique, ne sont d'aucune utilité.

Rich Mead, dans son écrit intitulé: *De Imperio solis et lunæ in corpora humana*, raconte: qu'une jeune fille épileptique recevait son accès presque tous les jours, et particulièrement à l'époque du flux, (ainsi que l'avait observé le père qui demeurait avec elle sur les bords de la Tamise.) *Bartholini* a observé une jeune fille qui avait dans le visage plusieurs taches qui changeaient toujours de grandeur et de couleur à l'époque des changemens lunaires. Un de mes malades souffrait régulièrement d'une violente inflammation d'yeux, qui était toujours le précurseur du prochain accès; celui-ci éclatait toujours lors des changemens lunaires; l'inflammation disparaissait immédiatement après l'accès. Cette circonstance est aussi inexplicable qu'un phénomène que j'ai souvent été à même d'observer: toute enflure des glandes, des goîtres, particulièrement chez les hommes scrophuleux, augmente de volume lorsque la lune croît, et diminue dans le cas contraire.

CHAPITRE III.

CAUSES DE L'ÉPILEPSIE.

Toute chose n'a qu'une cause qui puisse être appelée cause efficiente, primitive ; on peut donc n'en attribuer qu'une seule à l'Epilepsie.

Les profanes regardent ordinairement les effets comme des causes; ils appellent causes, les circonstances prédisposantes, occasionnelles, ou les circonstances qui concourent à la production de la maladie ; je me conformerai donc à cette locution, et j'appellerai causes de l'Epilepsie, toutes circonstances qui forment cette maladie. Il ne suffit pas, pour trouver la cause efficiente d'une maladie, d'en connaître la nature, il faut encore de la perspicacité et des recherches approfondies. En observant un phénomène quelconque, l'esprit humain tend naturellement à en connaître la cause pour en avoir une idée plus claire, et s'en pouvoir mieux expliquer l'ensemble, afin de parvenir par là, à la connaissance de sa cause première ; cette tendance doit aussi animer tout médecin éclairé, lorsqu'il envisage une maladie quelconque. Si on lit avec attention l'histoire de quelque maladie, en particulier, telle que nous la présentent, pendant une longue suite de siècles, les ouvrages de médecine, on est surpris de la variété des idées, des manières de voir et des différens moyens employés par l'esprit observateur, pour parvenir à en connaître les causes efficientes. On remarquera dans ces écrits ainsi que dans l'étude de l'histoire de la médecine, en général, quel est le pouvoir de l'esprit du siècle qui anime des nations entières; tantôt il crée et renverse des systèmes, tantôt il favorise la propagation de la vérité, tantôt il s'y oppose; il traîne à sa suite le bonheur et le malheur, la vie et la mort.

L'homme ordinaire ne voit que le phénomène; il lui tient lieu de la cause qu'il devrait rechercher; il confond l'effet avec la cause. L'homme de génie au contraire, envisage le phénomène comme effet; c'est de là qu'il part pour faire ses recherches; la cause et l'effet qu'il connaît, le conduisent à la connaissance de causes et d'effets plus éloignés; alors il trouve une longue suite de ces causes et de ces effets; en comparant ceux-ci entre eux, il parvient à des résultats qui lui donnent des idées beaucoup plus justes sur la nature du phénomène qu'il observe. En examinant ce qu'ont rapporté différens écrivains sur l'effet de la cause précédente de l'Epilepsie, on trouvera ces observations plus ou moins confirmées. Les adhérens de la Pathologie humorale regardaient comme cause prochaine de l'Epilepsie, la bile noire et les glaires, qui, selon eux, rempliraient trop les cavités du cerveau. *Pelops* l'instituteur de *Galien*, pensait qu'une matière imperceptible et vaporeuse, possédant des qualités vénéneuses, produisait l'irritation du cerveau et du système nerveux. *Galien* en cherchait la cause dans une humeur qui produirait dans les membranes du cerveau une irritation semblable au sanglottement. *Avicenna* embrasse cette opinion; il compare l'accès épileptique à l'éternuement qu'il appelle *épilepsia diminuta*. *Aretcé* faisait provenir la maladie de πνευμα (pneuma) renfermé, qui irritait tous les organes. *Barth de Moor*, *Archibald Pitkairn* et autres, la faisaient dériver d'une surcharge et d'une trop abondante évacuation des vaisseaux de la tête; *Barbette*, d'une lymphe aiguë qui irrite les nerfs; *Deexer*, d'une lymphe âpre et acide; *Wedel*, de la corruption des sucs, particulièrement de ceux qui s'approchent d'une fermentation aigre; *Hogeland*, d'une fermentation vicieuse dans la rate; *Waldschmidt*, d'un acide irritant les nerfs. *Hellmont* et *Keller* l'attribuent à une révolution violente dans l'archée (irritabilité) émanant de l'estomac. *Willis* pensait que l'Epilepsie était causée par des particules de nitre sulfureux qui se trouvaient dans le cerveau. *Ettmuller* dit : que l'Epilepsie provient d'un dérangement dans les mouvemens des forces vitales du cerveau, lesquelles se déchargent trop subitement dans les nerfs. *Fr. Hoffmann* prétend, *causa Epilepsiæ est violenta spasmodica constrictio duræ matris, quæ nervorum omniumque totius corporis membranorum quasi mater existit qua constricta influx spirituum animalium inordinatus redditur.*

Van Sisieten et *Traller* voient la cause de l'Epilepsie dans une trop grande action du cerveau sur les nerfs qui doivent produire les mouvemens, et un manque absolu de ceux-ci sur les nerfs des sens, opinion qu'avait déjà manifestée *Boerhave*. *Nousset* en voit la cause dans un affaiblissement des organes de la digestion, et *Pietch* la cherche même dans une trop grande extension des intestins par l'air.

Par les différentes opinions de ces médecins, on voit qu'ils cherchaient tous à déduire la cause prochaine de l'Epilepsie, les symptômes de l'accès épileptique, quoique les uns se soient rapprochés de la vérité plus que les autres. Cependant tous les symptômes qu'on remarque pendant ou après l'accès ne sont que des conséquences d'un mal dont il faut chercher la cause plus loin. Mais d'où proviennent tous ces symptômes qui tombent sous les sens?

On sait, par expérience, que différentes circonstances peuvent contribuer à favoriser l'Epilepsie.

1° Tout ce qui produit une irritation prolongée des nerfs; des fragmens de verre ou d'os qui irritent continuellement le cerveau ou les nerfs; de fortes irritations des sens, particulièrement l'onanisme; une trop fréquente jouissance des femmes; la sensualité non satisfaite; un trop fort chatouillement, particulièrement chez les enfans; des opérations douloureuses, le vers solitaire (tæniæ), des pierres dans la vessie, l'usage immodéré des liqueurs, de narcotiques, d'eau-de-vie, d'opium, etc. Mais on ne saurait regarder toutes ces circonstances comme les véritables causes de l'Epilepsie, car celle-ci ne se montre que là où par une disposition préalable, ces incidens l'aident à se développer, ils opèrent d'ailleurs très rarement une véritable Epilepsie, qui ne se développe presque jamais avant l'époque de la puberté.

2° En général les femmes sont plus sujettes à cette maladie que les hommes. Des vices dans la menstruation en sont souvent la cause.

3° Les passions violentes peuvent contribuer à l'Epilepsie, particulièrement un chagrin continu, une frayeur subite, la colère, etc., etc.

4° La sympathie et la force de l'habitude peuvent y contribuer aussi. On a des exemples que des individus devinrent Epileptiques à la vue d'un accès épileptique. Cette sympathie a été remarquée chez les Epileptiques mêmes : c'est ainsi que j'ai observé, l'été dernier, que dans l'espace de dix minutes, sur quinze malades, huit prirent l'accès après l'avoir vu prendre au neuvième. Ce qui regarde la force de l'habitude, on sait, que des misérables qui feignaient d'avoir l'Epilepsie, pour émouvoir les passans, la reçurent effectivement. J'ai remarqué que les Epilepsies produites par les circonstances consignées dans le n° 1. disparaissaient lorsqu'on parvenait à en éloigner la cause efficiente.

5° Les autopsies ont prouvé que souvent on avait trouvé des défauts dans la construction des os du crâne, et plusieurs médecins ont déclaré ces défauts causes de l'Epilepsie; mais ils peuvent tout aussi bien avoir été considérés comme suites de la maladie même, lorsqu'elle est invétérée. Ce qu'il y a de certain, c'est que l'on ne trouve pas ces défauts chez tous les Epileptiques, et que s'ils existent, la maladie est tout aussi difficile à guérir que l'Epilepsie héritée, et presque même incurable comme elle.

CHAPITRE IV.

QUELQUES NOTIONS SUR LA NATURE DE CETTE MALADIE.

Il est plus facile de dire ce qu'une chose est, que ce qu'elle n'est pas. C'est pourquoi je m'arrêterai de préférence à la négative. L'Epilepsie n'est point une maladie nerveuse, car l'expérience nous démontre :

1° Qu'on la rencontre le plus souvent dans les basses classes, parmi les campagnards et surtout parmi les pauvres. Et nous savons que le robuste campagnard n'est pas souvent affecté des nerfs.

2° Que l'Epilepsie se manifeste aussi dans les animaux. On l'a souvent remarquée chez des chevaux, des chiens, des brebis, des cochons, etc. Les maladies nerveuses sont cependant très rares chez tous les animaux.

3° L'usage immodéré de liqueurs spiritueuses favorise l'Epilepsie : cette circonstance vient à l'appui de notre assertion, car l'usage de ces liqueurs émousse le système nerveux.

4° La plupart des Epileptiques sont forts et robustes, propres à braver l'intempérie de l'air, et par conséquent peu disposés aux maladies nerveuses.

La solution des questions suivantes que je compte publier dans la suite, pourrait jeter plus de jour sur la nature de l'Epilepsie :

1° Pourquoi la maladie se développe-t-elle si souvent à l'époque de la puberté?

2° Pourquoi remarque-t-on dans cette maladie des changemens marquans en bien ou en mal pendant les époques critiques de la vie?

3e Pourquoi l'Epilepsie est-elle héréditaire?

4° Comment les malades se trouvent-ils allégés et bien portans peu après l'accès?

5° Pourquoi éprouve-t-on un malaise avant l'accès?

6° Pourquoi les accès sont-ils le plus fréquens à l'époque des changemens lunaires, au printemps et en automne?

7° Pourquoi la salive des Epileptiques réagit-elle alcaliquement? Et pourquoi remarque-t-on les mêmes qualités alcaliques (ammoniacales) dans leur urine et leur transpiration?

8° En combien l'action du coït ressemble-t-elle à l'accès épileptique?

9° Pourquoi la plupart des Epileptiques ont-ils une humeur si irritable?

10° On sait qu'un froid excessif peut produire l'Epilepsie chez les hommes aussi bien que chez les animaux, particulièrement chez les chevaux (c'est pourquoi je tiens à ce que mes malades évitent les refroidissemens et les bains froids). L'influence du froid doit donc produire les mêmes effets que l'accès lui-même; mais comment se fait-il, que l'homme qui a froid, fait avec les mains et autres parties du corps des mouvemens semblables, au moins à l'œil, à ceux d'un homme tombé en Epilepsie? Quelle est l'influence du froid dans ces cas?

11° On sait que souvent différens exanthèmes, des dartres, une fausse gale, etc., rentrés, ont été des causes accidentelles de l'Epilepsie, comment cela se fait-il? Le froid peut-il produire de ces exanthèmes avec desquamation? Pourquoi les Epidémies des exanthèmes fiévreux sont-elles les plus fréquentes à l'époque de l'équinoxe, à laquelle le sont davantage les accès épileptiques.

12° Pourquoi l'Epilepsie qui s'annonce par des symptômes précurseurs, est-elle plus facile à guérir que celle qui éclate subitement?

13° Pourquoi trouve-t-on si souvent parmi les Épileptiques des hommes à grands talens?

14° Pourquoi l'Épilepsie qui se manifeste souvent, et dont les accès ne sont pas réguliers, est-elle facile à guérir; et pourquoi, par une raison contraire, celle dont les attaques sont moins fréquentes, mais se succèdent à époques fixes, par exemple, de quatre semaines, résiste-t-elle davantage aux remèdes?

15° Pourquoi les remèdes qui contiennent le plus d'azote, par exemple : *oleum animale dippelii, spiritus salis ammoniaci causticus et anisatus, liq. cornu cervi succin, moschus asa fœtida*, etc., etc., ont-ils quelquefois coopéré à diminuer, et même quelquefois à guérir de légères Épilepsies, tandis que mes expériences démontrent que le corps humain décharge beaucoup d'azote par la transpiration, l'urine et la salive? Ces moyens auraient-ils ici une action homoiopathique?

16° Qu'est-ce que l'Aura épileptique? Ne peut-on pas effectuer artificiellement une telle Aura sur les personnes bien portantes? D'où provient ce que l'on appelle l'engourdissement des membres, qui a quelque rapport avec ce phénomène?

17° Pourquoi la salive recueillie pendant l'accès est-elle contagieuse? Quel rapport l'Épilepsie a-t-elle avec la rage des chiens? (1)

18° Quelle analogie y a-t-il entre l'Épilepsie et l'apoplexie; et pourquoi cette dernière seule donne-t-elle la mort subitement?

(1) L'Hydrophobie n'est que l'effet et non la maladie elle-même. G. M.

19° Pourquoi l'Épilepsie vient-elle aux chevaux chaque fois qu'on fait pénétrer de l'air dans les veines?

20° Pourquoi trouve-t-on des Épileptiques dans tous les pays connus?

21° L'Épilepsie est-elle plus commune dans les pays septentrionaux ou méridionaux de l'Europe? Si elle est plus fréquente dans le Nord, quelle en est la cause?

CHAPITRE V.

OBSERVATIONS PUISÉES DANS L'EXPÉRIENCE.

1° L'ÉPILEPSIE est, en général, une maladie très difficile à guérir, ainsi que nous l'avons déjà observé. On la guérit cependant assez souvent, mais la disposition reste, et une circonstance fortuite, légère en apparence, la provoque de nouveau.

2° En général, les accès sont fréquens au commencement de la maladie, et peu à peu, ils sont plus rares, ne suivant d'abord aucune période fixe, et ne devenant réglés que par la suite.

3° L'état du malade chez qui les accès, après avoir été rares et réguliers, deviennent plus rares et irréguliers ou plus fréquens et réguliers, approche de la guérison.

4° C'est un signe en mieux lorsque les avant-coureurs de l'accès augmentent en durée.

5° C'est une Épilepsie très opiniâtre que celle qui éclate sans signes précurseurs.

6° Une longue durée de la maladie affecte sensiblement les facultés intellectuelles; à un affaiblissement de la mémoire succède la stupidité, quelquefois même s'ensuit surdité et cécité. L'individu meurt ordinairement d'un coup d'apoplexie, surtout si le sommeil qui suit presque chaque accès, est de longue durée. C'est pourquoi il ne faut pas le laisser durer au-delà d'une demi-heure.

7° L'Épilepsie héréditaire est presque toujours incurable.

8° Si l'Épilepsie se manifeste dans un âge avancé, elle devient bientôt mortelle.

9° L'Épilepsie n'est pas aussi difficile à guérir chez les femmes que chez les hommes.

10° L'Épilepsie nocturne n'est pas aussi difficile à guérir qu'on le croit ordinairement; on peut facilement la transformer en Épilepsie diurne.

11° L'Épilepsie produite par le chagrin ou la frayeur est difficile à guérir.

CHAPITRE VI.

QUELQUES MOTS SUR LA GUÉRISON DE L'ÉPILEPSIE.

Comme il n'entre pas dans mes vues d'offrir ici au public un traité détaillé de cette maladie, que je ne me propose que de tracer une esquisse générale sur ses causes, sa nature et sa marche, je ne puis entrer dans aucune discussion sur son traitement. Le nombre des moyens recommandés contre l'Épilepsie est très grand; ils se montent à quelques centaines, si nous y ajoutons les moyens secrets et sympathiques. On peut les diviser ainsi qu'il suit:

1° *Moyens narcotiques.*

Ainsi que *belladonna*, *strammonium*, *nux vomica*, etc., ils opèrent rarement la guérison, ils excitent au contraire les accès, et terminent souvent la vie par l'apoplexie. Ces moyens ne peuvent offrir quelque utilité que dans un très petit nombre de cas que le médecin seul est à même de juger et où encore ils ne sauraient être que des palliatifs.

2° *Moyens pour fortifier les nerfs.*

(Nervina excitantia.)

Ils ne peuvent être considérés comme moyen de guérison que lorsque l'Épilepsie a été causée par la faiblesse des nerfs; ce cas n'étant que très rare, l'usage de ces moyens, en général, est nuisible. Ils sont cependant presque toujours utiles avant et après l'accès, parce qu'alors les nerfs sont ordinairement affaiblis. Des feuilles d'oranger et la racine de valeriana, prises comme thé, sont les moyens les plus efficaces dans ce cas.

3° *Purges irritantes.*

Par exemple : *helleborus*, *gratiola rheum*, etc., ne peuvent être employés que dans certains cas. On ne peut nullement les regarder comme véritables moyens de guérison.

4° *Moyens fortifians.*

Ils ne peuvent être employés généralement, car ils conduisent souvent à l'apoplexie.

5° *Moyens affaiblissans.*

Ne peuvent pas non plus être recommandés pour tous les cas. J'ai guéri des malades qui, antérieurement, avaient en vain essayé quarante-huit saignées par an, dont chacune d'une livre de sang.

6° *Moyens métalliques.*

Tels que l'or, l'argent, le plomb, le cuivre, le zinc, l'antimoine, et l'étain de verre, sont souvent salutaires ; mais leur usage trop fréquent affaiblit les organes de la digestion, sans compter beaucoup d'autres désavantages.

7° *Moyens insignifians.*

L'Épilepsie disparaissant quelquefois pendant des semaines, des moyens insignifians qu'on avait administrés à cette époque furent réputés salutaires. On range parmi ces moyens : *viscus quercinus cyno glossum*, le suc fraîchement exprimé de *semper vivum tectorum*, les fleurs de tilleul, les fruits de *sorbus acubaria.*

8° *Moyens secrets* (Arcana).

Le remède de Ragolo, que l'on vend à Nurnberg a été quelquefois salutaire. Pour connaître ces différens moyens, voyez Lenning, *Analecta litteraria Epilepsiam spectantia.*

9° *Moyens sympathiques.*

La plupart d'entre eux agissent par dégoût et

horreur, par une grande contention d'esprit vers ces objets, etc., etc. On peut ranger ici le sang de quelque malfaiteur, les excrémens de plusieurs animaux, des amulettes, etc., etc. La véritable Épilepsie ne saurait être guérie par ces moyens; du moins ne seront-ils d'aucun effet sur des malades tant soit peu éclairés.

10° *Moyens agissans dynamiquement.*

Tels que l'*électricité* et le *galvanisme*. *Albanus* et *Boese*, *Barneveld*, *Beaumés*, *Bertholon de Saint-Lazare*, *Camoy*, *Deimann*, *Deshais*, *Feller*, *Feuerstein*, *Franklin*, *Kitz*, *Kühne*, et autres, ont administré l'*électricité*. Comme il appert de leurs écrits que ce moyen a souvent soulagé les malades, et en a guéri quelques-uns, il est singulier que de nos jours, on n'ait pas poursuivi ces expériences. On a fait bien moins d'expériences encore avec le *galvanisme*. Quelques médecins, par exemple, *Grappengiesser*, prétendent même qu'il est nuisible dans l'Épilepsie. Mais nous ne connaissons pas encore assez les effets du galvanisme, nous ne pouvons pas encore suffisamment préciser la manière de l'employer, et c'est pourquoi nous devons attendre d'autres résultats avant de fixer notre opinion sur la bonne ou la mauvaise influence de ce moyen dans l'Épilepsie. J'ai employé l'*électricité galvanique* dans plusieurs maladies :

la paralysie de la langue, des membres, l'hystérie, des exanthèmes chroniques, le goître, etc., etc., et avec le plus grand succès; mais, d'un autre côté, je suis également persuadé de la difficulté de fixer la dose pour chaque cas individuel. Ce n'est que de l'expérience puisée dans le traitement de ces maladies pendant une suite d'années, que j'ai déduit quelques règles à ce sujet, que je ferai connaître un jour. Au commencement, j'administrai le galvanisme dans l'Épilepsie, et parvins à soulager le malade. Par la suite, j'imaginai d'y joindre l'électricité et le magnétisme métallique. A mon grand étonnement, j'observai que ce composé développait une force absolument différente dans ses effets et ses accidens, de ceux de chacune de ces trois substances prises séparément. Mais je parlerai ailleurs de ce composé, et je ne citerai ici que quelques exemples tirés de mes journaux, et qui feront voir que l'Épilepsie lui a quelquefois dû sa guérison. Voici des bulletins des malades tels qu'ils sont pris indistinctement dans mon journal, où cinquante-trois Épileptiques se trouvent déjà consignés. Quelques-uns de ces bulletins contiennent les noms, prénoms et domiciles des malades; d'autres n'ont pas desiré que leurs noms fussent imprimés en entier, c'est pourquoi leurs déclarations n'ont pu être légalisées. J'espère cependant qu'on ne refusera pas de croire à mes paroles quant à ces derniers, m'engageant, dans le cas contraire, à communiquer mon journal à chacun de mes collègues, sous la promesse du secret. Ceux qui me connaissent savent que tous mes efforts tendent à être, autant que possible, utile à l'humanité souffrante par les recherches les plus suivies dans notre art; j'aurais négligé, en conséquence, d'appuyer mes relations par des déclarations judiciaires, si des malveillans n'avaient essayé (du moins dans les premiers temps) de tourner ma nouvelle méthode en ridicule. Mais ce n'étaient que des envieux dépourvus d'esprit et d'instruction, auxquels manquait surtout celle qui tient à l'étude de la nature, gens dont l'espèce ne se borne pas aux basses classes, mais qu'on trouve aussi dans la classe élevée. Je n'en aurais pas fait mention ici, sachant que la conviction d'avoir secouru des hommes souffrans, était une récompense suffisante pour les peines de plusieurs années, et qui se répètent tous les jours, et qu'elle me dédommageait en même temps des sarcasmes dictés par la malice. Comme je pourrais citer plusieurs exemples où de pauvres et malheureux Épileptiques, séduits par les discours de ces hommes, m'ont quitté au moment même où je concevais le plus d'espérances, je dirai même de certitude pour leur rétablissement, et qu'ils se sont trouvés ainsi livrés à leur propre sort, j'ai cru de mon devoir de donner de la publicité à cet objet. C'est la seule raison qui m'a engagé à mentionner publiquement ce sujet, car la persuasion d'avoir soulagé l'humanité souffrante, et d'avoir contribué par là au bonheur de mes semblables, me dédommage suffisamment de mes peines et des discours de ces individus, qui, du reste, ne peuvent rien émouvoir en moi..... que la pitié!

EXTRAIT SUCCINCT

DE MON JOURNAL

DE MALADES ÉPILEPTIQUES.

I.

Le 18 avril 1817, je pris dans ma cure une femme mariée, âgée de quarante ans, native du pays de *Brunswick*, très musculeuse, d'une forte constitution et souffrant de l'Épilepsie héréditaire. Les accès étaient très forts et se manifestaient lors des changemens lunaires. Quoique je ne connusse pas encore le moyen avec lequel j'opère mes guérisons maintenant, je lui administrai quelques remèdes qui, à la longue, eurent un effet semblable, quoique beaucoup plus faible. J'employai ces moyens pendant trois mois, et ils firent enfin disparaître les accès entièrement. Un an après j'appris que cette femme se portait encore tout-à-fait bien et n'avait remarqué aucun symptôme d'Epilepsie. Depuis je n'ai plus été à même d'en avoir des nouvelles.

II.

Le 27 octobre 1820, je reçus le nommé *Fr. Chr. Bauer*, cordonnier dans un village voisin d'ici appelé *Luxwegen* et qui souffrait de l'Epilepsie depuis *quinze ans;* il était d'une constitution sensible, tempérament colère et de petite taille. Les accès se manifestaient le plus souvent pendant la nuit, au commencement quatre ou cinq fois dans les vingt-quatre heures, puis ils devinrent plus rares et je n'en remarquai que un à trois par mois. L'accès était toujours précédé de l'*Aura* qui se manifestait toutes les fois dans les doigts de la main droite. Le malade fit usage de ma machine deux ou trois fois par semaine et quoique l'Epilepsie ne soit pas entièrement guérie, elle a tellement diminué par suite de l'usage de ma machine, que depuis ce temps le nommé *Bauer* n'a eu aucun accès de jour, et qu'il n'a eu en tout que *six accès* pendant la nuit; depuis, cet individu s'est porté parfaitement bien durant l'espace de près de quatre mois (depuis le 2 mai 1821 jusqu'au 24 août) et n'a eu aucun accès épileptique.

Stadthagen, le 23 janvier 1822.

G. Most. D[r].

La vérité de cette déclaration est attestée par les autorités locales.

III.

Ang. Marie Nolle demeurant dans la colonie de *Volksdorff*, district de Stadthagen souffrait de l'Epilepsie depuis quarante-deux ans. Elle n'était pas mariée, d'une constitution forte et musculeuse, d'un tempérament colère, sanguin et avait des cheveux foncés et des yeux bleus. Les accès se montraient tous les jours, plus ou moins souvent; chaque paroxisme durait de dix à quinze minutes et alors elle évacuait involontairement de l'urine et des excrémens. Elle se confia à ma nouvelle cure le 6 mai, elle employa le fluide dynamique jusqu'au 9 mai, jour où elle eut son dernier accès, après n'avoir fait usage de ma machine que trois fois; depuis cette époque elle n'a plus eu d'accès et se porte parfaitement bien jusqu'à ce jour sans avoir pris intérieurement aucune médecine (1).

Stadthagen, 17 *novembre* 1821.

G. MOST, D[r].

Cette déclaration est également attestée par les autorités locales et la fille Nolle elle-même.

(1) Cette personne se porte parfaitement bien jusqu'à ce jour, elle est par conséquent entièrement guérie de l'Epilepsie, depuis plus de trois ans. Il en est de même avec les numéros 5, 6, 7, 8, 9, 12, 13, 16, 18, 19 et 20. La plupart

IV.

Sophie Naddendrrs de la colonie *de Eviestaedt* nº 30, âgée de soixante-cinq ans, d'une constitution irritable et musculeuse, d'un tempérament colère sanguin, souffrant de l'Epilepsie depuis dix-huit ans, se confia à ma nouvelle cure le 18 avril 1821. Les accès éclataient ordinairement une fois tous les quinze jours ou trois semaines et duraient presque une heure entière. Après avoir employé dix fois mon moyen avec cette malade, je fus interrompu dans ma cure par un voyage indispensable. Les effets de ma machine n'en ont pas moins été sensibles, vu que l'Epilepsie ne s'est plus montrée depuis neuf mois, et que cette femme se portait parfaitement bien le 12 janvier, dernière époque où je reçus de ses nouvelles.

V.

Le 28 mars 1821, j'entrepris le traitement de la demoiselle *M. . . . de Aahe*, village voisin de

de ces personnes demeurent dans le voisinage de l'auteur, qui les fera déposer de la vérité de ce qu'il a avancé à leur égard, devant quiconque voudra s'en persuader. L'auteur pourrait également produire des preuves écrites de guérisons radicales qu'il a opérées sur des personnes demeurant loin de Stadthagen, soit par son galvanisme simple, soit par son galvanisme compliqué. G. M.

cette ville, âgée de 25 ans, très robuste et musculeuse, et qui avait souffert de l'Epilepsie depuis huit ans. Au commencement les accès ne se manifestaient que deux ou trois fois par semaine, ensuite toutes les trois semaines, où elle prenait chaque fois cinq fortes attaques dans les vingt-quatre heures accompagnées de frissons. Il lui fallait souvent à ces époques garder le lit plusieurs jours, puisqu'elle perdait entièrement l'usage de sa raison. Trois jours avant l'accès, la malade ressentait de fortes douleurs d'estomac. L'accès durait un quart d'heure, il était accompagné d'une complète insensibilité, d'écume à la bouche et de cris très violens. Elle employa ma machine assez régulièrement, ce qui diminua tellement ses accès, qu'elle ne poussait plus de cris et n'était plus obligée de garder le lit. Elle eut les derniers accès le 25 août de l'année passée, et les dernières nouvelles (du commencement de l'année courante) que j'en ai reçues, m'annoncent qu'elle se porte bien jusqu'à présent.

VI.

Un maître d'école de Hanovre, âgé de vingt-sept ans, d'une constitution délicate, tempérament très colère, avec des yeux bleus et des cheveux blonds, souffrant depuis trois ans de l'Epilepsie causée par une forte colère, séjourna pendant quelques semaines dans cette ville pour faire usage de ma machine. Je n'ai jamais vu d'accès plus forts que chez cet individu; ils éclataient toutes les quatre semaines une fois, sans les moindres symptômes précurseurs et privaient le malade de sa mémoire pendant plusieurs jours. Après avoir fait usage de ma machine pendant trois semaines, les accès perdirent de leur force, devinrent plus rares et s'annonçaient toujours par quelque signe, deux jours avant. Après six semaines les accès ne se manifestaient plus à l'époque des changemens lunaires, et le malade me quitta avec les meilleures espérances, en me promettant de me donner de ses nouvelles; malheureusement je n'en ai point reçu et je ne connais rien sur son état actuel.

VII.

Le 27 mai 1821, le fils du colon *Franxe*, âgé de huit ans, natif de *Langenbruch* fut confié à ma nouvelle cure, souffrant de l'Epilepsie depuis trois semaines, la maladie ne s'étant déclarée que depuis si peu de temps, je guéris entièrement cet enfant, après lui avoir administré deux fois le fluide dynamique.

VIII.

Eléonore Brinkmann de Sullbeck, district de *Buexeburg*, âgée de quarante ans et non mariée était Epileptique depuis quinze ans. Dans son enfance elle avait beaucoup souffert de convulsions qui par la suite ont causé l'Epilepsie. Les accès éclataient ordinairement une à deux fois tous les huit jours; ils ne s'annonçaient pas, duraient un quart d'heure, et plongeaient la malade pour des heures entières dans un état de stupeur complète. J'entrepris sa guérison le 6 mars de l'année passée: dans l'espace de cinq semaines, elle n'employa ma machine que deux fois, après quoi les accès devinrent moins forts et ne duraient qu'une demi, une ou deux minutes. Les autres symptômes qu'on remarquait après chaque accès, tels que les maux de tête et d'estomac, stupeur, etc., etc., disparurent également. La malade était tout-à-fait bien portante et n'avait point eu d'accès depuis le 7 mai jusqu'au 10 juin; à cette époque, elle ne voulut point continuer la cure: une maladie fiévreuse l'en empêcha par la suite. Néanmoins, elle n'eut point d'accès jusqu'au 15 juillet suivant, et ceux qui éclatèrent depuis, n'étaient ni aussi forts, ni d'aussi longue durée que ceux qu'on avait remarqués avant ma cure.

IX.

Le nommé *Möller* de la colonie de *Niederwöhrden*, n° 43, district de Stadthagen, âgé de 38 ans, d'une forte constitution et d'un tempérament colère, souffrait de l'Epilepsie depuis sept ans. Il reçut le premier accès dans un après-dînée, après avoir mangé beaucoup de pois et de porc. Depuis, ses accès éclataient une fois tous les quatre, six ou huit semaines, duraient un quart d'heure, et n'étaient précédés d'autres symptômes que de l'*Aura* dans les bras. Il n'employa ma machine que dix fois, et elle produisit sur lui tant d'effet, que d'après ses propres déclarations, il n'eut point d'accès jusqu'au 6 septembre suivant où il ressentit de nouveau les symptômes de l'Epilepsie. Mais au lieu d'*un* accès violent, tel qu'il l'avait eu jusqu'alors, il n'en ressentit que trois très faibles, et depuis ce temps, il se porte parfaitement bien et n'a remarqué aucune trace de la maladie.

X.

La femme du nommé *Nolte*, de *Lowenhagen*, âgée de 46 ans, d'un tempérament colère, de constitution forte et robuste, souffrait de l'Epilepsie depuis sept ans. L'accès se manifestait ordinairement une ou deux fois par semaine, et durait un quart d'heure. L'*Aura* le précédait, commençait dans les jambes, causait une violente douleur dans le ventre et enflait beaucoup le bas-ventre. Par l'application de ma machine, je réussis à tel point, que depuis le 8 mars jusqu'au 5 avril, ma malade n'eut qu'*un* accès très faible. Depuis le 5 avril jusqu'au 16 juillet, elle eut un accès semblable. Je ne pourrai communiquer des nouvelles ultérieures sur la santé de cette personne, que lorsque j'en aurai reçues. Je compte donc les publier plus tard.

XI.

Le 15 mai 1821, on me confia la demoiselle *R....* de *L....*, qui demeure à cinq lieues d'ici. Elle avait dix-neuf ans, et était forte et robuste. Ses accès se manifestaient trois ou quatre fois par jour, duraient de une à cinq minutes et n'affectaient pas trop la malade. Sa salive réagissait acidement. Après minuit, elle avait un accès très fort qui durait de une à trois heures; mais comme celui-ci ne se manifestait que lors des changemens lunaires, il ne venait que tous les huit jours. Comme on avait supposé que la maladie provenait de défauts dans la menstruation, la jeune personne avait employé beaucoup de moyens sans qu'elle en ressentît aucun soulagement. Ses règles ne se manifestaient souvent pas pendant l'espace de trois mois. L'usage de ma machine diminua ses accès, sous le rapport de leur durée et de leur force, et ils furent moins fréquens. Cette malade me quitta le 8 juin, parfaitement guérie. Le 12 août, une chute de cheval lui causa une violente frayeur. Les accès reparurent après cet accident, quoique dans un moindre degré qu'auparavant. Au mois de novembre de l'année dernière, la malade souffrait encore, et depuis je n'ai plus pu recueillir de ses nouvelles.

XII.

Wilhelmine M.... de *H....*, âgée de trente ans, d'une constitution robuste, souffrait de l'Epilepsie dès l'âge de cinq ans. Elle se confia à ma cure le 29 avril 1821. Les accès venaient vingt-cinq fois par jour, disparaissaient souvent pendant trois jours de suite; duraient une demi-heure ou une heure; étaient accompagnés d'insensibilité, d'urine et d'excrémens rendus involontairement, après quoi la malade ressentait de fortes envies de dormir pendant une heure ou deux. La violence des accès la privait de l'usage de la raison pendant des semaines entières. Les symptômes précurseurs étaient surtout remarquables. Quatre minutes avant l'accès, la malade commençait à chanter et à danser. Une faim dévorante précédait aussi fréquemment l'accès. Je la traitai jusqu'au premier juin; elle n'avait employé ma machine que treize fois jusqu'alors, et ne venait souvent pas me voir pendant plusieurs jours de suite, quoique je lui eusse souvent répété que cette manière d'interrompre ma cure, traînait la guérison en longueur.

A cette époque, elle sentait souvent les précurseurs de l'accès sans qu'il éclatât; ensuite elle me quitta contre mon gré; je ne pus donc terminer cette cure pendant laquelle la maladie avait beaucoup diminué.

XIII.

Pendant mon séjour aux bains d'*Eilsen* dans le mois de juillet 1821, Madame *H*.... de *G*...., âgée de vingt-neuf ans, mariée depuis dix ans, mère de quatre enfans, souffrant de l'Epilepsie depuis onze ans, se confia à mes soins. Le premier accès fut la suite de profonds chagrins, qui sont encore les causes qui les produisent jusqu'à présent. Elle avait eu le dernier accès au mois de juin; il n'avait duré que pendant quelques minutes, mais avait été très fort. Après n'avoir employé ici ma machine qu'un petit nombre de fois, mais en très fortes doses, cette dame fut obligée de discontinuer sa cure, à cause d'un voyage qu'elle devait entreprendre. Malgré ce contre-temps, son époux que je vis au commencement de cette année, m'assura que depuis son séjour à Eilsen, sa femme avait été parfaitement bien et n'avait pas eu un seul accès épileptique.

XIV.

Mademoiselle *W*.... de *B*...., souffrait depuis six ans de la véritable Epilepsie. On avait remarqué chez elle l'*Epilepsia imperfecta* depuis l'âge de sept ans. Elle était maintenant âgée de dix-neuf ans, avait de jolis traits, un beau teint, était d'une constitution plutôt irritable que sensible et d'un tempérament colère et sanguin. L'accès avait ordinairement lieu une fois ou deux par semaine; il durait dix minutes. On remarquait au commencement des crampes toniques, puis seulement des crampes cloniques, et alors elle poussait des cris très aigus. Les précurseurs de l'accès duraient très peu et consistaient dans de violens maux de tête, à la partie gauche où la malade avait eu un ulcère. Cet endroit était dégarni de cheveux, et on y remarquait distinctement une callosité à l'os. J'entrepris la cure le 1er avril 1821. Jusqu'au 28 du même mois, elle n'employa ma machine que dix fois, et il en résulta déjà de grands changemens dans la marche de la maladie:

Savoir :

1° L'accès devint moins fort.

2° Les maux de tête que ressentait la malade après l'accès, qui, auparavant avaient duré vingt-quatre heures, diminuèrent en durée.

3° La malade recevait ordinairement l'accès après s'être un peu échauffée; elle pouvait maintenant faire des promenades de deux à trois heures.

4° Pendant la cure, la malade transpirait fréquemment pendant la nuit, et cette transpiration avait la même odeur que celle qu'on remarque après un accès chez les Epileptiques.

5° Quelque temps après, elle rendit un ver solitaire de grande dimension.

Bien que tous ces symptômes soient des indices de guérison, mademoiselle *W*.... n'a pas été délivrée de son mal; ses accès pourtant ont beaucoup perdu de leur intensité. Il est probable que ce peu de succès tient à un vice organique du cerveau ou des os qui l'entourent; il se peut aussi que le trop rare usage qu'elle a fait de ma machine, dans les premiers temps, y ait contribué : la cause en est, qu'ayant son domicile fort éloigné du mien, elle ne pouvait venir me voir qu'une fois dans huit jours.

XV.

Le 16 mai 1821, on me confia un enfant de sept ans, fils d'un homme marquant, qui ne souffrait de l'Epilepsie que depuis un an. Il était blond, d'une constitution sensible, d'un tempérament sanguin et très accessible à la joie et au chagrin. Les accès ne survenaient, dans les commencemens, que une à deux fois par semaine, puis il en eut tous les jours ou de deux jours l'un. Les crampes étaient plutôt toniques que cloniques; après l'accès l'enfant reprenait sa gaîté. Les symptômes précurseurs étaient un manque de mémoire, des idées confuses et une inflammation à l'œil droit. Jusqu'au 28 mai, période où il avait fait huit fois l'application de ma machine, il n'eut aucun accès, et ceux-ci ne reparurent que le 29, deux jours avant la pleine lune. Le 5 juin ils étaient tellement affaiblis qu'il n'y eut ni crampe ni bave ; le malade ne tombait pas même à terre : le regard seulement était fixe pendant une minute à-peu-près, ce qui arriva trois fois dans cette même journée. La cure fut prolongée jusqu'au 25 août avec quelques interruptions. L'enfant ne fut point guéri ; mais les accès diminuèrent quant à leur force et à leur durée, et en général on pouvait remarquer quelques signes d'amélioration. Ici la difficulté tenait à ce que le mal était hérité, et à d'autres causes dont je parlerai plus bas.

XVI.

La femme du nommé *Scheer*, de la colonie de *Ludorfeldt*, district de Stadthagen, d'une constitution sensible et d'un tempérament sanguin, perdit au commencement de l'année 1821 son seul enfant, par suite de l'*Esquinancie membraneuse*, sans avoir fait appeler de médecin. Cette perte jointe à l'idée accablante que son enfant aurait pu être sauvé si elle n'avait pas négligé quelques précautions nécessaires, la plongea dans une profonde mélancolie, et elle prit à cette époque des accès périodiques de crampes, dé frénésie et autres maux physiques. On me la confia le 28 mars 1821, après qu'elle eut été quinze jours entre les mains d'un autre médecin dont les soins avaient été sans fruit. Je la trouvai couchée dans son lit, tourmentée par d'horribles convulsions dans les muscles du visage et des membres, tantôt pleurant, tantôt riant, chantant tour-à-tour des cantiques, des valses et des écossaises. Sachant que les soi-disant antispasmodiques seraient sans effet, attendu que le médecin qui l'avait traitée les avait employés sans succès, je résolus de tenter quelque chose qui pût agir sur son âme, dans l'idée d'arriver, par là, à la cause primitive de la maladie. Je m'entretins pendant quelques heures avec la malade, l'instant après que son accès se fut dissipé; je la consolai avec douceur et tâchai de diriger son attention sur un objet qui l'intéressait, et lorsqu'un nouvel accès de crampes la prit, je lui appliquai le magnétisme animal, en commençant par des manipulations préparatoires, et en finissant par ceux à grands courans. Pour cause de malaises gastriques, je lui ordonnai le lendemain un vomitif, après quoi les crampes cessèrent, la malade quitta le lit et se porta parfaitement bien pendant un mois. La mélancolie disparut, et avec les facultés intellectuelles elle recouvra l'usage de sa raison. A cette époque, elle eut un nouvel accès de crampes qui avait beaucoup d'analogie avec l'Epilepsie et qui dura près de deux heures. Un mois après, elle eut un second accès semblable, et quatre semaines plus tard, un troisième. On remarqua que ces deux accès eurent lieu à l'époque des changemens lunaires. Les remèdes intérieurs qu'on fit prendre à la malade ne produisant aucun effet, je l'engageai à venir chez moi une couple de fois par semaine, pour être à même de faire usage de ma machine. Pendant l'application de ce moyen, la malade ressentait toujours un faible accès épileptique qui disparaissait pourtant après une ou deux manipulations magnétiques. J'employai, dans ce cas, celui des pôles de ma machine qui provoque les accès; (un demi-millième de la force y suffisait déjà.) Je voulais arrêter par là le typus des accès et enfin la maladie elle-même. Après que la femme *Scheer* eut employé ma machine huit fois, elle n'eut plus d'accès, et jusqu'au 10 janvier 1822, (époque à laquelle je reçus d'elle les dernières nouvelles) elle jouissait d'une excellente santé.

XVII.

Le 23 juillet 1821, j'entrepris la guérison de M. *G*...., domicilié à *S*...., à huit lieues d'ici; il souffrait de l'Epilepsie depuis près de dix ans. Le premier accès eut lieu la nuit dans son lit, après un grand échauffement causé par la danse et un refroidissement qui en fut la suite ; maintenant il avait de trois à dix accès par jour, dont chacun durait de une à deux minutes. Les symptômes étaient de violentes crampes toniques dans le côté gauche, la cessation du pouls, par suite d'une gêne dans la circulation des artères, un teint plombé, une intonation de voix très basse à l'unisson de l'*ut*, forte salivation qui réagissait acidement. Son urine et sa transpiration sentaient le sel ammoniac; le malade avait consommé pour plusieurs centaines d'écus de drogues; ses facultés intellectuelles et sa mémoire surtout, étaient extrêmement affaiblies. Il avait une physionomie sombre, et vomissait souvent du sang après l'accès. Sa position enfin était des plus déplorables. M. *G*..., maintenant âgé de quarante-un ans, me raconta que son grand-père avait été affecté de la même maladie, mais que son père n'en avait rien ressenti; que lui-même avait souvent les accès pendant la nuit, et qu'ils avaient le plus de force à l'époque des changemens de lune, etc., etc. Dans l'espace de quinze jours où ce malade employa ma machine dans sa plus grande force, les accès diminuèrent tellement, qu'il n'en eut, dans les vingt-quatre heures, qu'un seul très faible. Un voyage indispensable l'empêcha de continuer la cure; il revint ici le 25 août, pour y séjourner encore quinze jours; il me raconta alors avec une joie indicible, que pendant son absence il s'était passé trois, quatre et cinq jours sans que l'accès se soit reproduit. A cette époque, ils devinrent toujours plus rares, M. *G*.... me quitta le 26 septembre, rempli des meilleures espérances. Depuis lors jusqu'à la fin de cette année, il avait repris ses travaux et s'était assez bien porté, à telle enseigne, qu'il ne s'était présenté que trois ou quatre accès sans types fixes. Il a l'intention de revenir à Stadthagen l'année prochaine, afin de détruire encore le reste de la maladie.

XVIII.

G. Hitzemann, âgé de quinze ans, souffrait de l'Epilepsie au plus haut degré. Il était d'une constitution sensible, pâle, d'un tempérament sanguin, colère, et avait le regard extrêmement timide. J'entrepris sa cure le 27 novembre 1820; ses accès se répétaient tous les jours de dix à vingt fois; ils revenaient aussi *quelquefois* pendant la nuit. Alors, on remarquait que le malade était toujours privé de sentiment, et que tout son corps était agité par des crampes toniques et cloniques. Après que les parens, de cet enfant eurent employé antérieurement plusieurs médecins, et toujours sans succès, je le mis en contact avec ma machine pendant deux heures tous les jours, depuis cinq à sept heures. Les accès devinrent plus rares de jour en jour, et chacun d'eux, en particulier, diminua de durée; tellement, qu'au commencement de l'année suivante, les accès disparurent entièrement. L'enfant était guéri sans autre remède intérieur, qu'une purge au commencement de la cure, et jusqu'à l'heure qu'il est, ce qui embrasse plus d'une année, il n'a ressenti aucun accès épileptique. Pour l'exactitude, je dois cependant observer :

1° Dans le mois d'août 1821, ce même *G. Hitzmann*, fut obligé de garder le lit trois semaines à cause d'un mal de poitrine, par suite d'une chute qu'il fit d'un bœuf, et de coups qu'il avait reçus. Pendant ce temps, il eut *quelques* accès nerveux qui n'avaient cependant aucune analogie avec l'Epilepsie. L'enfant fut guéri le 27 août; ses accès qui étaient souvent la suite de l'irritation du corps, disparurent de même.

2° Le 23 octobre, (jour de la foire de Stadthagen) il eut plusieurs évanouissemens, par suite de trop grands efforts et de refroidissement. On aurait facilement pu les confondre avec des accès épileptiques dont ils n'avaient pourtant aucun symptôme, car la respiration était libre, et les membres n'éprouvaient aucune contraction ni crampe : l'enfant avait plutôt l'air d'être endormi. Ces évanouissemens disparurent également sans le secours de remèdes intérieurs quelconques.

3° Il y a à-peu-près vingt-quatre jours que ces accès qui ne s'étaient pas montrés depuis le mois d'octobre jusqu'à la mi-décembre, reparurent à la suite d'une punition corporelle que le père avait infligée à cet enfant entêté par nature. Ils n'étaient cependant que momentanés, et disparurent également, et depuis ce temps, *G. Hitzmann* se porte parfaitement bien.

Stadthagen, le 12 *janvier* 1822.

G. Most. Dr.

XIX et XX.

Le 9 janvier 1821, on me confia *Gottlieb Heine* et *Caroline Heine*, enfans du cordonnier du même nom à *Hobbesen*, district de Stadthagen. Le garçon était âgé de onze ans et demi et la jeune fille n'en avait que sept. Ils avaient l'un et l'autre l'air de la santé, de belles couleurs et étaient bien constitués. Ils avaient pris l'Epilepsie, il y avait un an et demi, sans qu'on pût en découvrir la cause. Les accès les prenaient presque régulièrement tous les jours au soleil couchant, et quelquefois plus tard; ils étaient accompagnés de frissons et de crampes toniques et cloniques; les deux enfans tombaient à terre, serraient leurs pouces, et étaient entièrement privés de connaissance et de sentiment; ces accès duraient un quart d'heure et finissaient par un sentiment de chaleur, une grande soif et une transpiration très fétide.

Je commençai ma cure le 9 février. Ce même jour, l'accès éclata six ou huit heures avant l'époque accoutumée, et fut beaucoup plus faible le lendemain. Les trois jours suivans, le père ne m'envoya plus ses enfans, puisqu'ils n'eurent point d'accès. Le garçon en eut un le 15 février, la jeune fille en avait déjà eu un, mais très léger, le 12 février. J'employai de nouveau ma machine. Jusqu'au 23 du même mois, et hors les accès du 12 et du 15, les enfans ne ressentirent plus de paroxysme. La continuation de la cure fut renvoyée au 8 mars, à cause du mauvais temps; jusqu'ici elle avait déjà eu pour suite, que les enfans n'eurent jusqu'au 8 mars que deux ou trois accès chacun.

Après deux mois (depuis le 8 mars jusqu'au 8 mai) les enfans furent entièrement guéris, malgré la négligence impardonnable des parens, qui, quelquefois ne me les envoyaient pas de plusieurs jours. La jeune fille fut délivrée de l'Epilepsie, un peu avant le garçon. D'après la déclaration du père, ses enfans se portent aussi bien que possible jusqu'à présent, et leur maladie a été écartée sans le secours de médecines intérieures.

Stadthagen, le 18 *janvier* 1822.

G. Most, Dr.

La vérité des déclarations nos 18, 19 et 20, est attestée par les autorités locales et par les parens mêmes des malades.

QUELQUES OBSERVATIONS

SUR

LES CAS CI-DESSUS MENTIONNÉS.

Ce serait montrer autant d'ignorance que de partialité et de présomption, si l'on s'imaginait avoir donné ici des détails suffisans sur la guérison ou diminution de cette maladie; et surtout si l'on croyait en avoir parlé d'une manière satisfaisante pour les gens de l'art. Au contraire, je n'ai traité cette matière qu'en abrégé, et c'est à dessein. *Ces feuilles* sont pour le public; et un récit plus circonstancié des faits, tels qu'ils sont consignés dans mon journal, outre qu'il aurait fatigué mes lecteurs, aurait été incompréhensible pour la plupart d'entre eux.

Mon journal contient cependant les différentes manières dont j'ai appliqué ma machine, les changemens dans chaque cas en particulier, les motifs qui m'ont engagé à les faire; en général, tous les détails que peut exiger le médecin, et que je communiquerai à MM. mes collègues, lorsque de nombreuses expériences et des observations multipliées auront suffisamment constaté les résultats que je me propose d'atteindre. Les mentionner tous, eût été trop long ; ne citer que les plus éclatans, eût été montrer un amour-propre aussi peu favorable à la vérité, que nuisible à la science. Je ne suis pas d'ailleurs d'avis qu'une Epilepsie, par cela seul que ses accès se trouvent suspendus pendant des semaines et même des mois, puisse être regardée comme guérie radicalement. La période d'une année autoriserait à de plus grandes espérances ; car la terre a fourni sa carrière autour du soleil, l'homme a résisté à tous les changemens de l'atmosphère, de l'humidité et de la sécheresse, du froid et de la chaleur, il a heureusement vaincu les influences nuisibles de l'équinoxe et toutes les circonstances qui contribuent peut-être à produire l'accès épileptique : le temps a diminué peu à peu la fatale habitude de l'accès, la nature a parcouru le grand cercle ; le soleil se retrouve dans le même signe, la terre dans la même attitude, l'influence à laquelle la constitution de l'Epileptique a déjà résisté une fois, se développe de nouveau, et la seconde victoire sur la nature, lui devient plus facile, car elle a relativement perdu de ses forces tandis que chez lui l'énergie vitale s'est augmentée, et sa réceptibilité a diminué. Tout médecin devra reconnaître la vérité de ce que je viens d'avancer; je suis persuadé qu'il me croira, lorsque je dirai que la disparition de l'Epilepsie, pendant quelques mois, ne suffit pas encore pour en constater la guérison; de même, lorsque je dis, d'après mes propres expériences, que l'Epilepsie dont les accès se manifestent tous les jours, est plus facile à guérir que celle qui se reproduit une fois dans un ou deux mois. Dans ce dernier cas, la nature malade achève son ouvrage par de grands efforts; le médecin doit donc également employer de plus grands moyens, tant sous le rapport de l'intensité et de l'extensité que sous celui du temps et de la durée. L'Epilepsie a, sous ce rapport, quelqu'analogie avec la fièvre intermittente (febris intermittens); celle qui se manifeste tous les jours est plus facile à guérir que celle qui ne vient que tous les deux ou trois jours : il s'ensuit delà, que dans le premier cas, un homme est moins malade que dans le second. Ceci explique en quelque sorte l'opiniâtreté de l'Epilepsie, et pourquoi l'on peut regarder comme un signe de guérison de voir les accès devenir plus fréquens et moins réguliers. En considérant cette circonstance, on pourrait peut-être en tirer la conclusion, que chaque Epilepsie (excepté celle qui provient de défauts organiques dans le cerveau et le crâne) peut être guérie ou diminuée si l'on parvient, dès le commencement, à provoquer un plus grand nombre d'accès. Supposez, par exemple, que quelqu'un ait un accès tous les mois, ce qui ferait douze par an, et cela régulièrement et à jour fixe, on emploierait des moyens qui, comme un des pôles de ma machine, provoqueraient dans un mois les douze accès que le malade avait ordinairement dans le cours d'une année, on pourrait alors supposer qu'il serait délivré pendant les onze mois restans, parce que la matière nuisible, ou le fluide épileptique que le corps ne déchargeait que lentement lors de l'accès, s'en développerait maintenant plus facilement, la maladie deviendrait plus concentrée et le médecin pourrait plus facilement l'envisager dans toutes ses formes. Or, s'il peut plus facilement l'envisager; il peut aussi plus facilement la guérir. L'expérience seule peut nous guider ici, et avant que j'en aie acquis de suffisante pour établir là-dessus une opinon sûre, je prie de ne regarder ce qu'on vient de lire que comme une idée problématique énoncée rapidement.

Les gens sensés n'ignorent pas quels obstacles bien des maladies opposent au médecin. Combien de fois aussi n'arrive-t-il pas que la négligence et l'ineptie du malade ou de ses proches, ainsi que le manque d'exactitude à observer la diète et autres règles prescrites, ont l'influence la plus nuisible sur les traitemens ? D'après cela, ils n'attribueront pas chaque cure manquée au médecin ou aux remèdes qu'il aura employés. J'ai eu à lutter contre les mêmes difficultés dans ma nouvelle méthode qui, sans elles, m'aurait sans doute conduit à des résultats plus satisfaisans. C'est ce qui m'a engagé à ajouter ici les observations suivantes que je recommande à l'attention de tous ceux qui sont affectés de l'Epilepsie.

1° Une chose très nuisible dans cette maladie, c'est le chagrin : il est presque toujours suivi d'un accès. Voilà pourquoi il est bon d'éloigner du malade tout ce qui peut exciter sa colère, non-seulement durant le traitement, mais même long-temps après. Mieux vaudrait les lui épargner toute sa vie; mais c'est une chose difficile. Il y a des hommes qui ne peuvent pas vivre sans se fâcher, qui sont malades s'ils ne se fâchent pas, et il n'en est qu'un très petit nombre qui sachent commander à leurs passions. Les cas rapportés aux numéros 10 et 12 sont la preuve des effets funestes que produit sur les Epileptiques le chagrin ou plutôt la colère. Souvent il arrive qu'après avoir été des semaines entières exempts d'attaques, un seul mouvement de colère suffit pour leur en faire reprendre. Si ces individus avaient été raisonnables, qu'ils eussent vécu dans des circonstances plus heureuses ou avec des hommes doux et sensibles, leur traitement en aurait assurément ressenti des effets salutaires. Lorsqu'on parvient à guérir d'un mal, il n'est pas dit qu'on ait fait disparaître aussi les dispositions qui peuvent le reproduire ; un homme sujet à un rhumatisme, par exemple, peut en être complètement guéri, et un seul refroidissement suffira pour lui causer une rechute. Il en est de même de l'Epilepsie, et c'est une des causes qui en rendent la guérison si difficile et même impossible au médecin, si le malade lui-même ou ceux qui l'entourent ne veulent pas y coopérer. Il est certain que les personnes mentionnées aux numéros 3 et 4 ne se porteraient pas aussi bien jusqu'ici si elles n'avaient reconnu combien de mal peut causer la colère, et qu'elles n'eussent travaillé de tous leurs efforts à maîtriser leurs passions. Le cas cité sous le numéro 3 datait de l'école. D'après les déclarations de l'individu, le maître de cette école était un homme dur, ne connaissant d'autre moyen de correction que les peines corporelles qu'il infligeait surtout pour manque de mémoire ; et c'est par suite de ces châtimens que parurent les premiers accès. On voit ici quelles peuvent être les conséquences d'un mauvais mode d'éducation, et combien il serait essentiel de ne pas oublier que dans l'âge de l'enfance le physique reçoit les impressions de l'âme avec une force double en raison de la faiblesse des organes. Nous sommes heureusement loin du temps où de vieux soldats, des valets ou autres personnes sans éducation présidaient, dans les petites écoles, à celle des enfans et où la férule était réduite en système.

Néanmoins, il sera bon de faire observer aux précepteurs et même aux parens que dans beaucoup de cas où les enfans deviennent et restent épileptiques, la faute en est à eux seuls.

Il y a peu de semaines que j'ai encore été à même d'observer un malade chez qui, de fait, l'Epilepsie n'était que l'effet des punitions corporelles. C'est un enfant mâle âgé de dix ans d'une constitution délicate, mais ayant un air de santé ; il fut un jour puni corporellement par sa mère pour s'être permis de railler son grand-père. Aussitôt il prend un accès accompagné de tous les symptômes de l'Epilepsie, sans en excepter la bave. Le premier dura plus d'une heure et fut suivi d'un profond sommeil. Le lendemain il eut plusieurs accès, même pendant la nuit ; l'enfant avait l'esprit complètement aliéné, au point de quitter la maison tout nu et de courir les champs dans cet état, se livrant à toutes sortes d'actes de frénésie. Les malheureux parens me confièrent cet enfant en me sollicitant d'y mettre tous mes soins ; la mère surtout, se regardant comme la cause directe du mal, n'avait pas un moment de repos. Je lui donnai l'assurance de faire tout ce qui était en mon pouvoir, et tâchai de la consoler de mon mieux en lui représentant qu'elle s'accusait à tort, qu'une certaine disposition pour ce mal devait nécessairement s'être trouvée dans l'enfant ; que d'ailleurs la punition était juste, attendu qu'on doit respect à l'âge, et que cette punition n'avait fait qu'accélérer la manifestation de la maladie. La mère se tranquillisa d'autant plus, que son enfant reprit l'usage de sa raison après qu'on eut employé quelques remèdes que je lui avais ordonnés. L'Epilepsie n'est pas encore guérie, et je compte appliquer ma machine sous peu de jours. Le respectable *E. M. Arndt* dans ses *Fragmens sur l'éducation de l'homme*, développe des principes que tous ceux qui sont appelés à cette fonction devraient graver profondément dans leurs cœurs.

Mais ce n'est pas contre la colère seule qu'il faut préserver les Epileptiques ; toute émotion trop forte, par exemple, une violente frayeur leur est également pernicieuse, surtout lorsqu'elle les surprend pendant le sommeil. (voy. le Bull. n° 11.) *Henning* (*Analecta Epilepsiam spectantia*) cite soixante-dix-neuf auteurs qui parlent d'Epilepsies causées par la frayeur; neuf par la crainte, quatre par la joie, neuf par le chagrin, neuf par l'amour, onze par de trop profondes méditations et seize par sympathie (à la vue d'un accès). *G. Kachi*, cite une servante qui devint épileptique à la vue du cadavre de son maître; *Salmuth* a vu une Epilepsie causée par une trop abondante saignée ; Dethardïng a connu une servante devenue épileptique pour avoir été témoin de crampes et convulsions de sa maîtresse qui souffrait de la *Chorea*

Santi-Viti; *Tissot* a remarqué que l'Epilepsie fut reproduite chez un homme qui en avait été guéri depuis long-temps, par suite de profondes méditations lors de son dîner; *Sauvages* cite un garçon qui tomba en Epilepsie de colère, parce qu'on lui refusa un plat dont il voulait manger. Seger et Albrecht citent de nombreux exemples d'Epilepsies causées par des rêves effrayans. *Pfündel* a remarqué une jeune personne qui devint Epileptique à la suite d'une frayeur pendant la menstruation, et d'autres cas où cette maladie fut causée par la crainte des revenans, des armes à feu, etc., etc. *Heucher* cite une jeune personne qui prit subitement l'Epilepsie à la vue d'un bel homme, et *Dorrich* parle d'un cas où l'Epilepsie et la folie furent causées par un amour dédaigné.

2° L'*Usage immodéré des liqueurs spiritueuses* est aussi nuisible aux Epileptiques que la frayeur, la colère, etc., etc. Il est remarquable qu'un assez grand nombre de ces malades sont adonnés à l'ivrognerie; mon journal contient plusieurs observations à ce sujet. Il y eut un cas où le premier accès éclata par suite d'un état d'ivresse dans lequel l'individu passa la nuit sur de la terre humide; la personne numéro 2 était souvent ivre en venant chez moi; le numéro 8 portait ordinairement une bouteille d'eau-de-vie dans sa poche, et le numéro 6 ne dédaignait pas non plus les boissons fortes. Je suis persuadé que la guérison de ces personnes eût été plus prompte si elles n'avaient constamment renouvelé en elles la trop grande irritation des nerfs par l'usage des boissons fortes; et malheureusement ils continuent de le faire au mépris de toutes mes exhortations.

3° La maladie rapportée au numéro 5 est une preuve que la véritable Epilepsie ne peut pas toujours être guérie par des moyens sympathiques. Outre un grand nombre de remèdes administrés à cette personne, on lui avait fait boire du sang d'un criminel, après quoi elle fut astreinte à une course forcée, comme c'est l'usage; mais le résultat n'en a point été heureux. Ce criminel fut exécuté, il y a quelques années, dans le district de Schaumburg. Trois autres Epileptiques firent sur lui le même essai, mais également sans fruit. Une d'entre elles mourut quarante-huit heures après, par suite de frayeur et de dégoût. Ici l'impression sur les nerfs était indubitablement trop forte: sur un physique moins irritable, elle aurait peut-être amené la guérison. Ce moyen, d'ailleurs, est très ancien. Celse et Pline (Hist. natur. libr. 28, cap. I.) rapportent qu'on employait comme guérison de l'Epilepsie le sang des gladiateurs vaincus dans les combats. S'il est prouvé que les moyens physiques sont quelquefois d'un très grand effet dans les maladies les plus opiniâtres, il n'en résulte pas moins que la manière de les appliquer demande toute la sagacité du médecin, et qu'en administrant ces moyens il doit calculer leur application et les doses d'après le tempérament, soit physique, soit moral, du malade et les circonstances où il se trouve placé, plutôt que son âge; ainsi une dose de frayeur égale à 2 produira plus d'effet sur une femme sensible qu'une dose égale à 200 sur un vieux grenadier.

4° La personne indiquée au numéro 11 me raconta qu'un jour pendant l'accès, quelqu'un lui avait forcé les pouces. C'est une idée généralement répandue dans ce pays, que l'accès finit dès qu'on est parvenu à redresser les pouces. Il est vrai que l'accès cesse bientôt après que le malade ne serre plus les pouces et que les crampes toniques sont passées; mais cette action est l'effet et nullement la cause de l'accès. L'action de forcer les pouces pendant l'accès est nuisible en ce que l'on peut facilement les disloquer. Au lieu de cette peine inutile il vaudrait mieux faire pénétrer entre les dents du malade du linge ou du cuir afin de l'empêcher de se mordre la langue, et d'étendre par terre un matelas pour l'empêcher de se blesser en tombant.

5° Quoique j'aie déjà parlé de la qualité contagieuse que renferme la salive des Epileptiques, je ne puis trop y revenir en recommandant la plus grande prudence à ceux qui sont appelés à soigner ces malades. Il y a peu de jours que je fis une expérience remarquable avec la salive du numéro 8. Cette salive était depuis plus de six mois imbibée sur du papier de curcuma et totalement séchée. Je coupai le papier en petits morceaux, les mêlai avec de la farine et en fis manger à une souris qu'on venait d'attraper. La petite bête semblait être très affamée, car après quatre heures, tout fut consommé. Peu de temps après, la souris devint inquiète, se renversa sur le dos, eut des convulsions pendant à-peu-près deux heures et expira. En disséquant cet animal, je retrouvai dans son estomac les petits morceaux de papier de curcuma qui, de rouge qu'il avait été, se trouvait avoir une teinte jaunâtre. Il paraît évident que la souris fut empoisonnée par la salive, car elle ne peut avoir mangé de la mort-aux-rats, vu que je ne la tolère pas dans ma maison. Outre les exemples déjà cités sur la contagion de la salive des Epileptiques, on en trouve encore deux dans *Comment. litt. noric.* 1731, *p.* 29, *et* 1732, *p.* 104 où des personnes parfaitement bien portantes prirent l'Epilepsie par suite de morsures d'un Epileptique. *Riedlin* (Observ. cent. I. N° 33.) cite le cas d'une Epilepsie communiquée par un verre à boire commun; *Sauvages* (Nosol. Méthod. tom. 3, p. 583.) parle de ce mal produit par les morsures d'un Epileptique, et *Raygir* (in not. ad Paul Spindleri observ. medic. Francof. 1691.) cite également un exemple de la contagion produite par la salive. *Langeolotti* (Misc. nat. cur. Ansi. 6 et 7

1762, obs. 12.) fait même mention d'un chien qui eut une Epilepsie mortelle, pour avoir couché dans le lit d'une servante pendant son accès. Il est vraisemblable que le chien avait léché la salive de cette personne. Il est possible, d'un autre côté, que la transpiration fétide qu'exhale l'Epileptique après l'accès, soit aussi d'une nature contagieuse ; nous avons déjà remarqué plus haut que cette transpiration réagissait alcaliquement tandis que celle des hommes sains réagit acidement. Quant à moi, je ne voudrais jamais dormir avec un Epileptique, pas même hors du temps des accès.

6° Ce qui concerne la diète à observer pour des Epileptiques, on ne peut la fixer que pendant la cure ; la maladie se montre sous tant de formes diverses, qu'il est difficile d'établir là-dessus une règle générale ; c'est pourquoi au chapitre 6 j'ai passé sous silence cet objet qui, d'ailleurs, n'est pas sans importance. Ordinairement, cependant, l'usage immodéré des liqueurs fortes, et en général, tout ce qui irrite trop le corps et les nerfs, la danse, les veilles, la trop fréquente jouissance des femmes et de trop profondes méditations sont nuisibles.

7° Les vingt cas communiqués ci-dessus démontrent l'efficacité de mon nouveau moyen par lequel j'ai déjà guéri plusieurs malades. S'ils ne l'ont pas été tous, la raison en est en partie dans les obstacles mentionnés plus haut, lesquels opposaient plus ou moins de difficultés ; il faut considérer d'ailleurs que l'invention de ma machine ne s'est faite que graduellement, et que ce n'est qu'après une série d'expériences que j'ai appris à en perfectionner l'application.

D'autre part, quelques malades cessèrent la cure trop tôt et ne me laissèrent pas le temps de faire sur eux l'épreuve de la réaction du pôle centripète. *Quelques-uns* avaient des vices organiques dans la tête, tels étaient les numéros 8, 14 et 15. Le numéro 8 avait l'occiput très pointu, un front plat et la mâchoire inférieure très avancée (signum insolentiæ). Le numéro 14 avait eu une ulcère qui avait pénétré jusqu'à l'os. La cicatrice en est encore marquée par une absence de cheveux, et on aperçoit le callus à l'os par l'attouchement. C'est à cet endroit de la tête (ossis bregmatis) que la malade ressent toujours les premiers symptômes de l'accès. Le numéro 15 a les os de la tête si mal formés que le point autour duquel croissent les cheveux (vertex) n'était pas chez lui au milieu, comme d'ordinaire, mais de côté. Malgré tous mes efforts, les soins que je donnai à cet enfant furent inutiles. Non-seulement, les défauts dans les os du crâne, mais aussi les changemens que la maladie peut avoir produits dans l'intérieur de la tête, dans ses cavités, méningne, etc., etc. peuvent avoir rendu l'Epilepsie incurable. En faisant l'autopsie, d'un Epileptiqne, Fontoni ne trouva aucun défaut dans le cerveau, les os du crâne seulement étaient extraordinairement forts. *Greding* qui a disséqué plusieurs Epileptiques, en trouva sur vingt, dix-neuf qui avaient les os du crâne très épais et quatre seulement les avaient minces. Parmi trente-six autres cadavres, il en trouva trente-deux qui avaient ce même défaut. Une troisième fois il remarqua que la moitié de ces os était très épaisse, tandis que l'autre était mince. Plusieurs fois il observa des excroissances d'os dans l'intérieur du crâne et des *processus clinoidei difformes*. *Bonnet* trouva des concremens pierreux entre la ménigne molle et dure, et dans d'autres cas, les ménignes ossifiées. D'autres médecins trouvèrent dans cette partie de la tête du sang extravasé, des lymphes, de l'eau, une *dura mater* liée au crâne, des hydatides de la grandeur d'un noix, etc., etc. dans les pellicules du cerveau ou dans le cerveau même, des excroissances de chair, les vaisseaux du sang très enflés, des polypes dans le *sinus longitudinalis*, de la longueur de trois pouces. *Greding*, Johnstone et Lieutaud trouvèrent dans le *Plexus choroideus* des hydatides, sans faire mention d'autres nombreux phénomènes. Ces défauts ne sont cependant pas ordinaires à tous les Epileptiques, ils sont plutôt les effets et les suites que les causes de l'Epilepsie, et dont on doit chercher l'origine dans les révolutions périodiques du cerveau et des nerfs pendant une longue suite d'années; si cela n'était pas le cas il faudrait déclarer un grand nombre de malades incurables dès le commencement de la cure.

POST-SCRIPTUM.

I°.

PRIÈRE

A TOUS LES AMIS DE L'HUMANITÉ SOUFFRANTE.

Mon nouveau moyen de guérison de l'Epilepsie ayant eu jusqu'ici de si brillans résultats, vu que plusieurs Epileptiques furent entièrement guéris et d'autres sensiblement soulagés, je me suis proposé de faire tous les ans, pendant les mois de *Mai*, *Juin* et *Juillet*, des cures avec ma machine. Pouvant traiter dans ce temps de cent à cent cinquante Epileptiques, je prie MM. mes collègues et en général tous ceux qui compatissent aux maux de leurs semblables, de vouloir bien contribuer à la publicité de cette brochure, afin que les Epileptiques qui ne connaissent pas encore l'existence de ma machine, puissent en profiter. Sans distinction d'âge, de sexe ni d'état, je reçois tous ceux qui voudront se soumettre aux conditions suivantes :

1° Tout étranger devra séjourner dans cette ville quatre, huit ou dix semaines, suivant l'opiniâtreté du mal. Il y a ici plusieurs hôtels qui pourront loger ces personnes, et qui ne sont pas trop coûteux.

2° Quiconque veut se soumettre à ma cure doit promettre de me donner de ses nouvelles et me faire part de tous les changemens qu'il aura ressentis pendant un an, à compter du jour de son départ.

3° Quoique en général ma cure n'exige aucun remède, il est quelquefois nécessaire, par exemple, dans les cas où les accès seraient réguliers, qu'ils emportent une drogue qu'ils prendront deux ou trois jours avant l'époque où l'accès se montrait, par mesure de précaution. Ce remède qui produit des effets semblables à ceux de ma machine, mais d'un moindre degré, coûte environ un écu de Prusse.

4° Je recevrai sans rétribution pécuniaire tous ceux qui me produiront une attestation de pauvreté signée par les autorités ou les curés de leur domicile. Ces personnes trouveront ici des bourgeois qui les logeront et les nourriront à bas prix.

5° Quiconque se confie à ma cure, doit strictement observer toutes les règles que je lui prescrirai quant à sa manière de vivre et à son régime ;

je ne garderai pas ceux qui ne tiendront pas leur parole, une fois donnée.

6° Chaque Epileptique doit pouvoir me dire le jour de sa naissance, si son mal est héréditaire, si ses parens ou frères et sœurs souffraient et souffrent encore de l'Epilepsie? s'il a pris son mal en printemps ou en automne? à quel âge et par suite de quoi, se manifestèrent ses premiers accès? s'il a déjà employé des remèdes contre la maladie? lesquels? S'il sent les symptômes précurseurs du mal? etc., etc.

7° Chaque Epileptique doit consentir à ce que je provoque chez lui un ou deux accès, au commencement de la cure, afin de pouvoir en connaître la nature et fixer par là la manière d'employer ma machine. Ceux-là seulement en seront dispensés, qui m'apporteront une relation exacte de leur maladie, de ses accès, etc., etc. faite par un médecin quelconque (1).

8° L'expérience m'ayant mis à même de juger par avance, si de graves Epilepsies peuvent être

(1) Aujourd'hui l'auteur ne regarde plus comme nécessaire de produire par les effets de l'art un accès chez les malades. Il peut maintenant avoir une idée exacte de la nature de l'accès en voyant l'Epileptique, par sa constitution, sa physionomie, etc., etc. — Depuis quelques années ses expériences se sont beaucoup multipliées par le grand nombre de personnes qui se sont confiées à sa cure, dans ce moment même (juin 1824,) il traite au-delà de quarante Épileptiques. G. M.

guéries par mon moyen, je pourrai, dans les premiers huit jours de la cure, dire à chacun, si son mal est incurable ou non.

Ceux qui voudront, dans les mois de mai, juin et juillet, se confier à ma cure, à ces conditions, devront me l'annoncer à l'avance, par des lettres franc de port.

Si quelqu'un de MM. mes collègues ou quelque autre amateur, desirait examiner ma machine et ses effets, leur visite me fera le plus grand plaisir. Je dois cependant faire observer que ma machine n'est montée au complet que dans les trois mois de mai, juin et juillet. Je les prierai de vouloir bien me dispenser de leurs visites aux heures où je m'occupe de mes malades, parce que la circonstance la plus minutieuse peut devenir nuisible à ceux-ci, et que mon attention, comme observateur de la nature, doit leur être exclusivement vouée.

II°.

ETAT ULTERIEUR

DE LA SANTÉ DES VINGT PERSONNES DONT L'HISTOIRE DE MALADIE EST CONSIGNÉE CI-DESSUS.

Un certain espace de temps étant nécessaire pour connaître les résultats définitifs de la guérison de l'Epilepsie, je communiquerai ici sommairement les résultats de mes vingt cures, ainsi que me l'annoncent les nouvelles que j'ai reçues jusqu'à ce jour.

La malade numéro 1 demeure à dix-huit lieues d'ici; je n'ai rien appris sur son compte que ce que j'ai déjà communiqué.

Le numéro 2 s'est bien porté, non-seulement, jusqu'au mois de janvier de cette année, mais même jusqu'au mois de mai; à cette époque il visita l'église et prit un accès épileptique.

L'église, ainsi que tout endroit de réunion publique, le théâtre, etc., etc., provoque souvent l'accès; c'est pourquoi j'exhorte tout Er[illegible]ue à ne pas fréquenter ces lieux. La solennité du service divin, le son des cloches, le chant, la musique sacrée, le sermon, etc., etc., agissent trop sur l'esprit du malade et sur ses nerfs; la crainte même d'un accès au milieu d'un concours nombreux, peut l'exciter. Le théâtre est également nuisible par les transitions trop subites du chagrin à la joie, etc., etc.

Ce malade est malheureusement encore trop livré à l'ivrognerie, ce qui irrite et affaiblit ses nerfs. Il n'a point eu d'ailleurs d'accès d'Epilepsie nocturne, et depuis celui qu'il eut à l'église il n'en a point ressenti.

Le numéro 3 (du sexe féminin) qui avait été Epileptique pendant quarante-deux ans, m'assura encore il y a peu de jours, qu'elle se portait parfaitement bien, à l'exception de *quelques* douleurs rhumatismales. Elle est maintenant délivrée de l'Epilepsie depuis quatorze mois.

Le numéro 4, de même, est entièrement rétabli.

Le numéro 5 a eu deux faibles accès après avoir employé ma machine; mais depuis un an, à-peu-près, elle n'en a rien ressenti. J'ai appris il y a peu de jours qu'elle est morte aux suites d'une violente inflammation de poitrine.

Dans un écrit daté du 10 mars dernier, le numéro 6 m'informa que quoiqu'il ne fût pas encore entièrement délivré de son mal, il le ressentait beauco[illegible]ins souvent et dans un moindre degré.

Les numéros 7 et 9 n'ayant souffert que de l'*Epilepsia imperfecta*, jouissent d'une parfaite santé jusqu'à ce jour.

Les malades numéros 8 et 10 ne furent soulagés que temporairement; des chagrins domestiques irritent le malade numéro 10 qui est d'ailleurs dans le dénûment le plus absolu. Je contribuerai de toutes mes forces au rétablissement de sa santé et je me ferai un devoir de recommencer son traitement sans rétribution.

Cet exemple appuie l'opinion, que l'Epilepsie qui se manifeste dans un âge avancé est beaucoup plus difficile à guérir que celle qui date depuis l'enfance.

Les personnes numéros 11 et 12 ne sont guéries que temporairement. La première ne fut délivrée que pendant trois mois, ensuite les accès reparurent, malheureusement, à la suite d'une violente frayeur. La seconde a négligé l'application suivie de ma machine.

Le numéro 13 qui avait été Epileptique depuis dix ans, est entièrement guéri depuis un an et un mois.

Les numéros 14 et 15 n'ont pu être guéris à cause des motifs déjà énoncés. Ma machine n'avait d'autre effet sur eux que de diminuer la force et la durée de leurs accès.

Le numéro 16 jouit jusqu'à ce jour de la meilleure santé, à l'exception de quelques accès d'hystérie.

Le numéro 17 n'est guéri que temporairement; ma machine a cependant produit chez lui d'heureux changemens dans la marche de la maladie.

J'ai reçu encore depuis peu de jours l'assurance du numéro 18, qu'il se portait parfaitement bien. Cet enfant est guéri de l'Epilepsie depuis vingt mois.

Les numéros 19 et 20 n'ont eu aucun accès d'Epilepsie depuis quatorze mois.

Stadthagen, 24 *Juillet*.

III°.

LISTE DES MALADES

QUI, EN PARTIE VEULENT SE CONFIER A MA NOUVELLE CURE, OU S'Y SONT DÉJA CONFIÉS PENDANT L'AN 1822.

Depuis le mois de mai je traite les Epileptiques suivans :

1° *Louis Clarc*, du village voisin de Wendthagen, âgé de douze ans, constitution sensible, regard timide, yeux noirs, cheveux châtains et teint pâle. Il avait reçu le premier accès il y a trois ans et demi. Huit semaines après, le second; et le troisième, un mois après le second, avec tous les symptômes qui les accompagnent. Depuis, pendant un an il ne ressentit aucun accès. A dater du 1er janvier 1822, il en eut tous les quatre, huit et quinze jours, et ensuite souvent tous les jours. Depuis le 20 mai jusqu'au 21 juillet, il employa ma machine 28 fois. Le 23 et 24 mai il eut deux violens accès qui disparurent pendant le reste de la cure. Il m'a quitté à cette dernière époque, et le temps démontrera en combien cette guérison sera radicale. Il est remarquable qu'après avoir employé ma machine seulement deux fois, tous les accès disparurent; ils avaient avant, résisté à l'usage suivi de la *Valeriana*, Castorium, de la chaux de Bismuth et du zinc, etc., etc. (1)

2° *Philippine Engelking* de Nordholz, âgée de dix-huit ans, yeux bleus, cheveux blonds, beau teint et constitution robuste et musculeuse, souffre de l'Epilepsie depuis trois ans. Elle eut le premier accès dans une église, à l'époque de l'équinoxe d'automne; dans la seconde année, elle en eut trois, et dans la troisième, quatre. Dans le dernier temps, elle avait des accès tous les mois, dont le dernier avait éclaté le 28 mai de cette année; quinze jours avant qu'elle ne se confiât à ma cure.

Depuis le 28 mai jusqu'au 8 juillet, elle employa ma machine vingt-quatre fois. A cette époque, elle n'eut qu'un très faible accès le 24 mai; depuis, la demoiselle Engelking m'a quitté; elle est guérie.

3° M. *B*.... de *St*..., âgé de quarante-quatre ans, avait reçu l'Epilepsie par suite d'accès de

(1) Cet individu est radicalement guéri de l'Epilepsie depuis ce temps; il en est de même avec les malades numéros 2, 3 et 5. Le numéro 4 n'a pu obtenir qu'un secours palliatif. — Quiconque desirera apprendre plus de détails sur les cures de M. le docteur Most, devra voir les deux ouvrages précités, l'un sur le galvanisme et l'autre sur la nature et la guérison de l'Epilepsie. G. M.

colère. Constitution irritable, cheveux et teint foncés. Ses accès étaient irréguliers. Depuis le 31 mai jusqu'au 12 juillet, il n'employa ma machine que quinze fois. Son dernier accès éclata le 1er juin, et depuis il se porte parfaitement bien. Il est encore dans ma cure.

4° Le 16 juin de l'année courante, je reçus dans ma cure le juif *F*.... de Minden, âgé de vingt-neuf ans, et souffrant de l'Epilepsie depuis vingt ans. Petite stature, constitution sensible, teint pâle, cheveux clairs et yeux gris. Il avait de faibles accès presque tous les jours, et tous les huit et quinze jours, un ou deux violens accès qui correspondaient toujours avec les changemens de la lune. Le 17 juin, après avoir employé ma machine pour la première fois, il eut un très violent accès. Depuis, (après avoir employé ma machine plusieurs fois tous les jours) il n'a pas eu d'accès, mais il en a souvent ressenti les symptômes précurseurs. Ceux-ci aussi commencent à disparaître. et il se porte de mieux en mieux tous les jours. Je dois encore faire observer que sa salive réagissait alcaliquement.

5° *Frédéric Zeuner*, âgé de onze ans et demi, natif de Stadthagen, souffre de l'Epilepsie depuis six ans, qui éclata de dix à douze fois tous les jours.

Dans le mois de janvier et février, j'avais déjà essayé d'administrer à cet enfant de deux à six cents coups galvaniques par jour, mais son mal n'en diminua que peu. Depuis le 19 juin, jour où il a commencé à employer ma machine, son mal a tellement diminué qu'il n'a eu jusqu'aujourd'hui que deux petits accès qui, en général, étaient beaucoup plus faibles que ceux qu'on avait remarqués précédemment.

Outre les personnes nommées ci-dessus, quinze Epileptiques sont déjà ici en partie, ou se sont déjà annoncés pour cette année.

Stadthagen, dans le mois de juillet 1822.

G. Most, docteur.

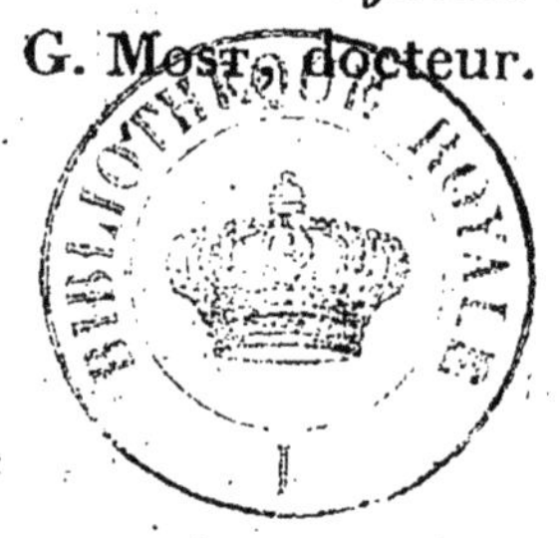

FIN.

TABLE DES MATIÈRES.

www.ingramcontent.com/pod-product-compliance
Ingram Content Group UK Ltd.
Pitfield, Milton Keynes, MK11 3LW, UK
UKHW020234220726
13923UKWH00002B/638